科技部重点研发项目（2022YFC2503900）

深度好睡眠

睡眠障碍门诊

主审　赵忠新　王玉平　叶京英

主编　王　赞　宿长军

中国科学技术出版社

·北　京·

正常睡眠时间

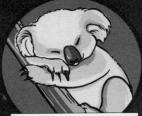

考拉 18~22 小时

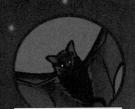

蝙蝠 19 小时

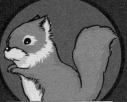

松鼠 14 小时

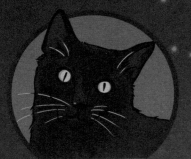

猫 13 小时

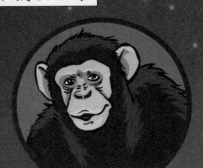

黑猩猩 10 小时

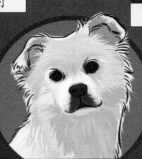

狗 10 小时

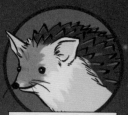

刺猬 10 小时

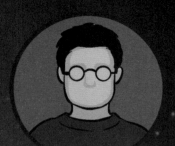

成年人 6~9 小时

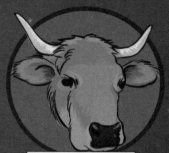

牛 7 小时

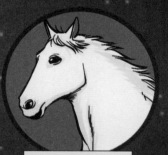

马 5 小时

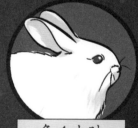

兔 4 小时

你的睡眠时间是不是比兔子还少呢?

耳聋

耳鸣

食欲不振

乳腺癌

头晕脑涨

皮肤粗糙

免疫力下降

易患感冒

疲劳乏力

冠状动脉粥样硬化性心脏病

低热

失眠是儿童发育的妻药，
是年轻人的毁容利器，
是老年人健康的"催命符"。

影响发育

记忆力减退

头痛

心烦

急躁易怒

咽喉不适

焦虑

缺乏自信

怕冷

偏瘫

面色暗黄

肥胖

皱纹增多

高血压

心脏病

糖尿病

脑卒中

血脂异常

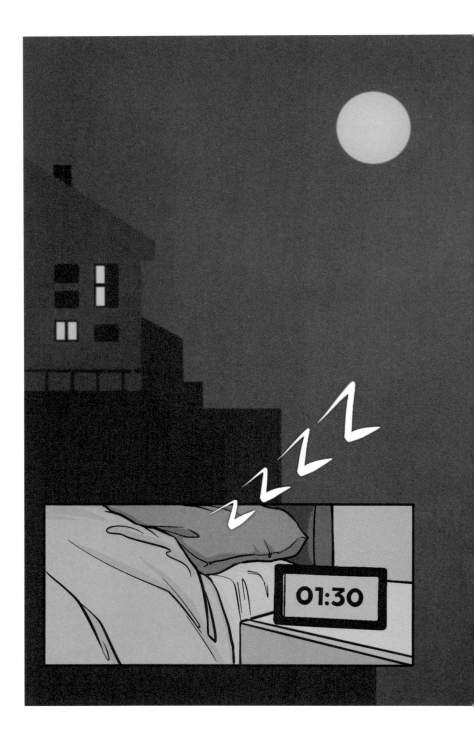

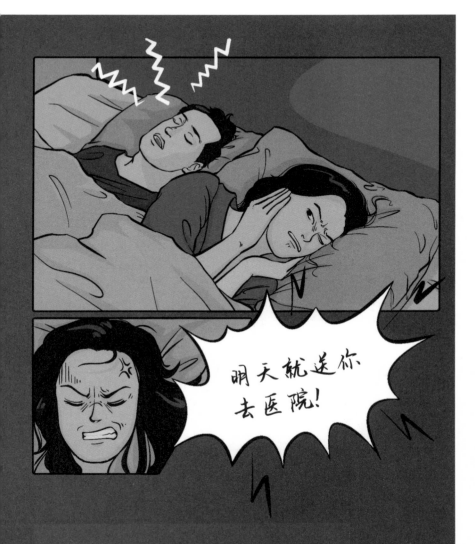

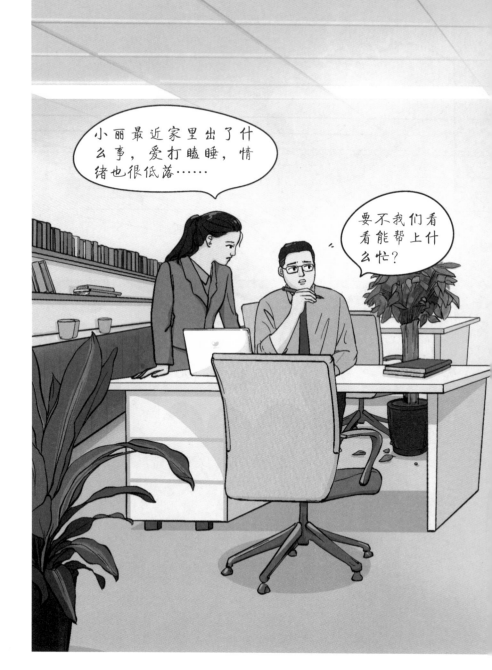

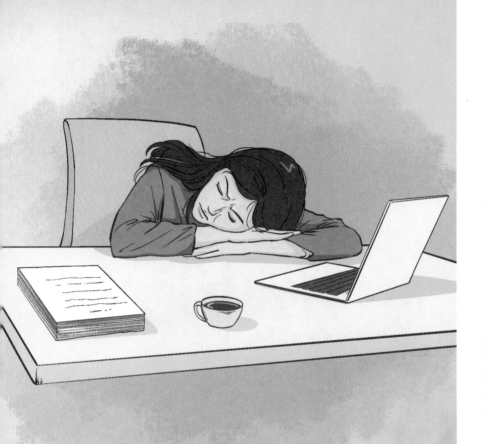

每天数次在不适宜的场合中，不可抗拒地反复打盹、小睡，一定要看医生！

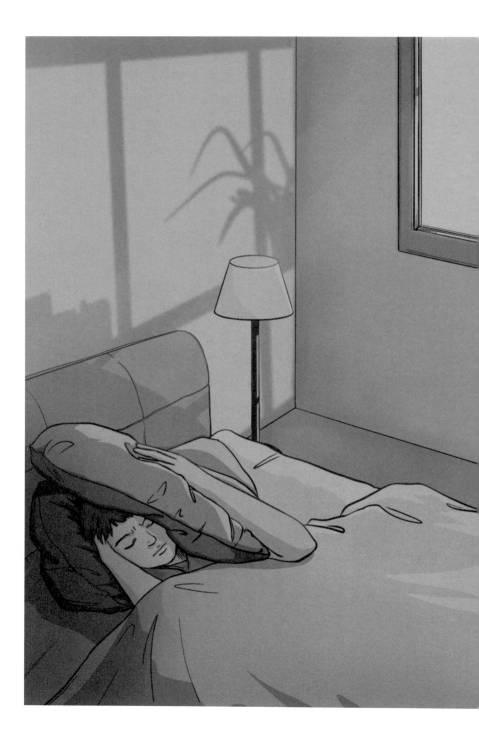

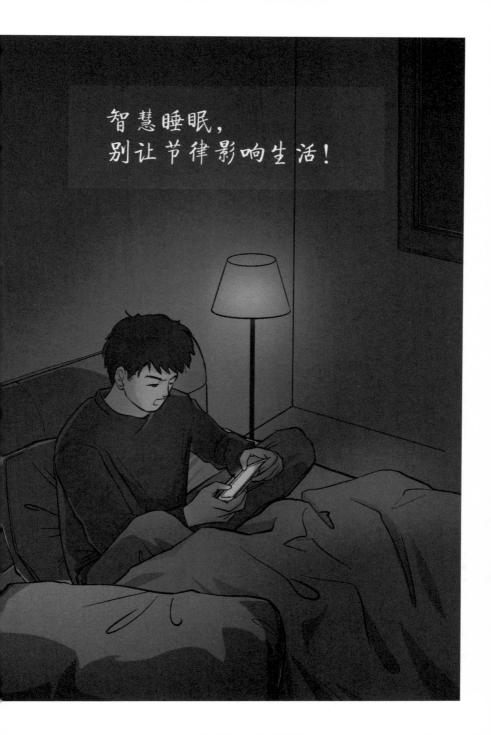

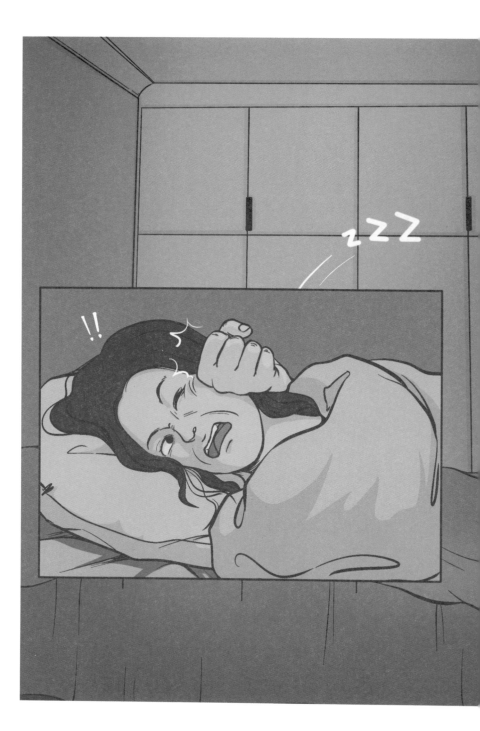

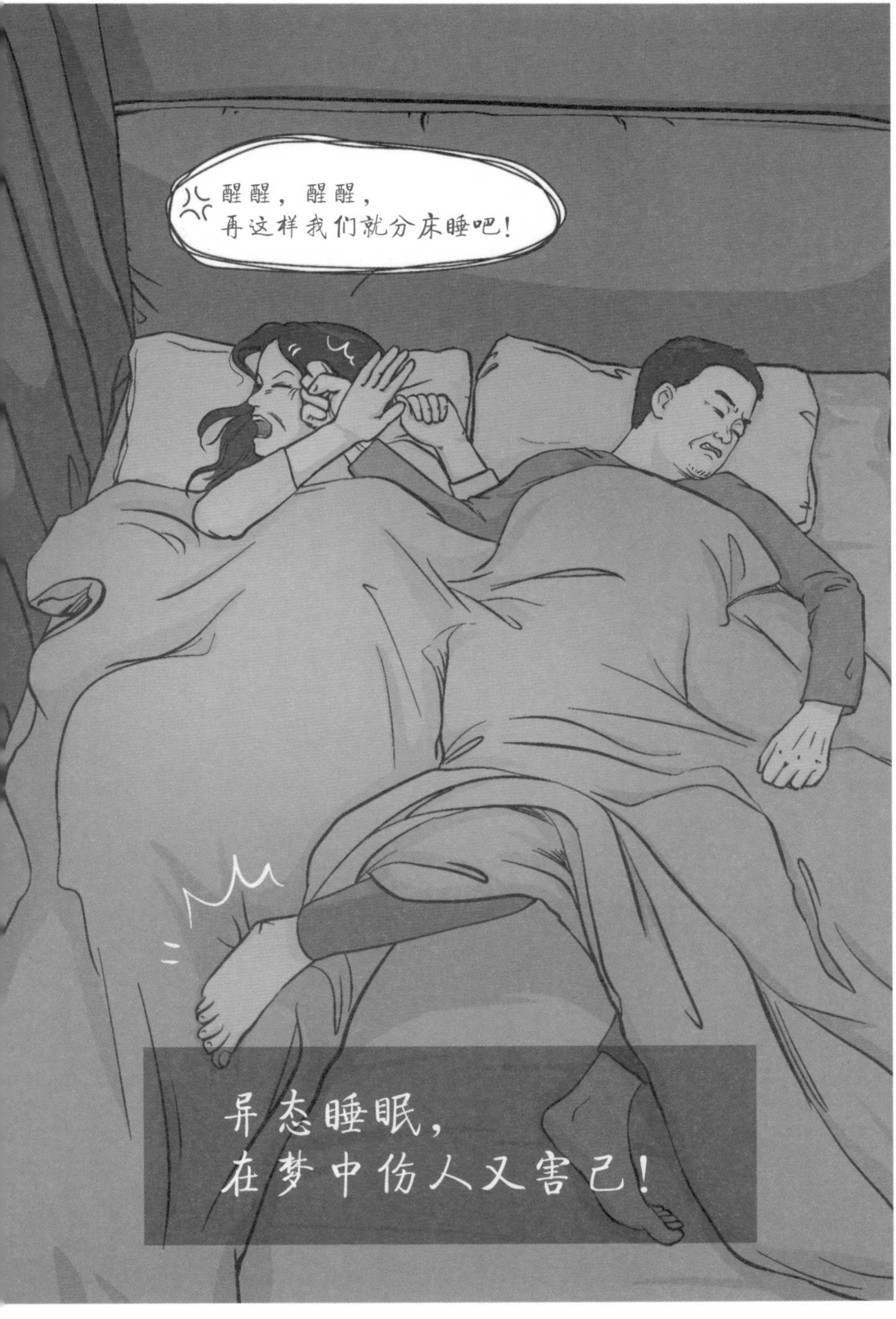
醒醒，醒醒，
再这样我们就分床睡吧！
异态睡眠，
在梦中伤人又害己！

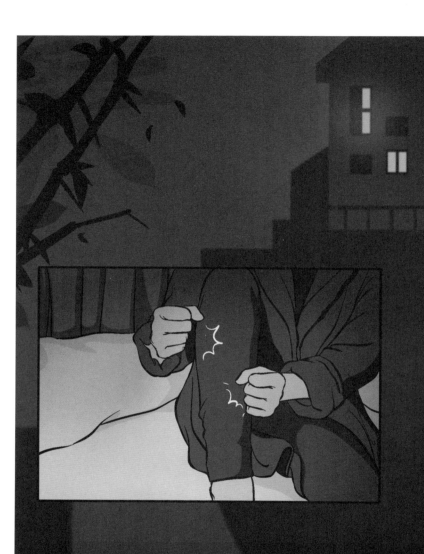

睡眠时腿部出现
爬行感、刺痛、灼热、抽动、
瘙痒等表现，一定要警惕！

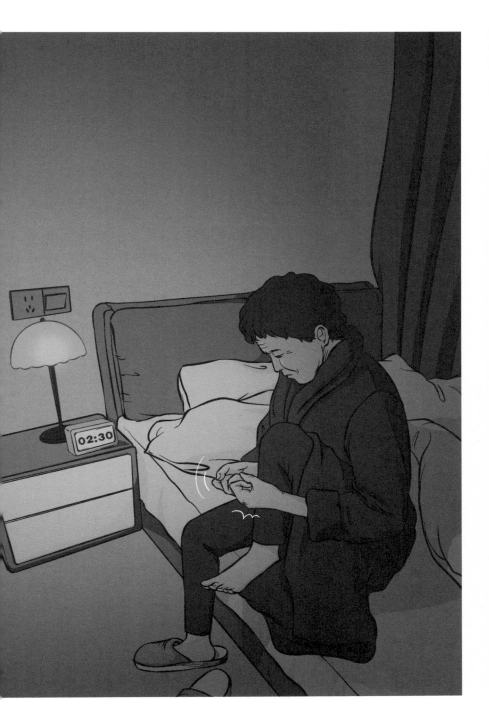

慢性疾病可能存在多种睡眠问题！

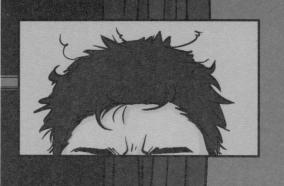

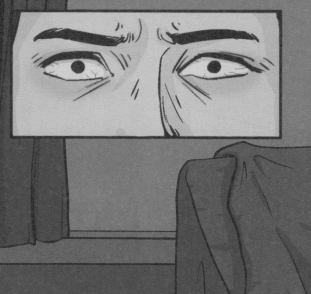

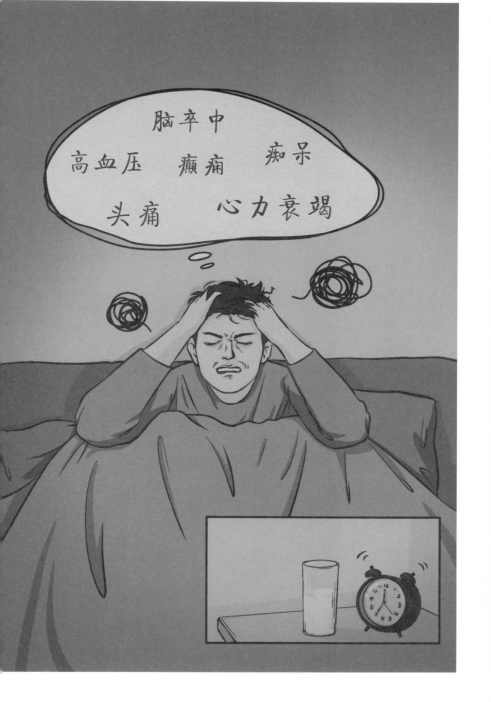

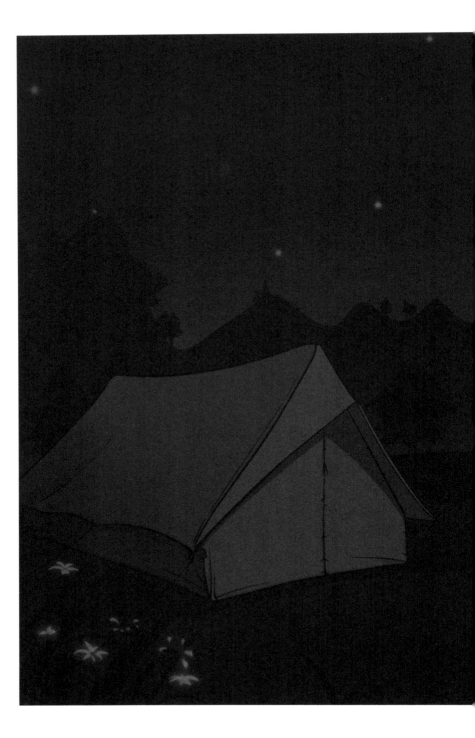

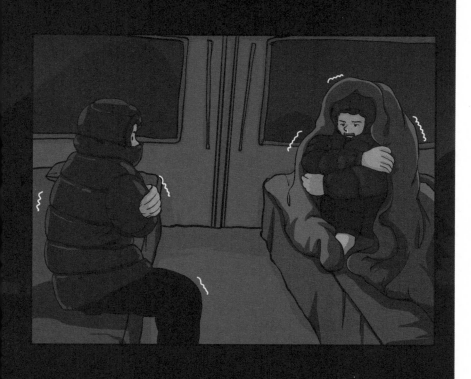

睡眠质量差是高原、寒地
令人非常头痛的事儿！

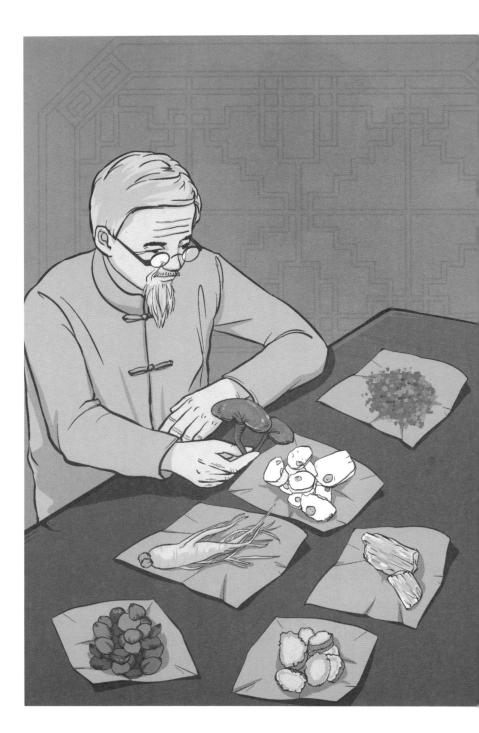

解决睡眠问题，
可以试试中医方法！

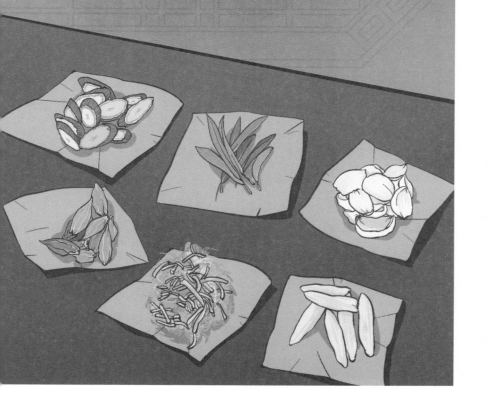

编著者名单

主　审　赵忠新　海军军医大学第二附属医院（上海长征医院）

　　　　王玉平　首都医科大学宣武医院

　　　　叶京英　清华大学长庚医院

主　编　王　赞　吉林大学第一医院

　　　　宿长军　空军军医大学唐都医院

副主编　时　杰　北京大学第六医院

　　　　曲卫敏　复旦大学基础医学院

编　委　（以姓氏笔画为序）

　　　　于　欢　复旦大学附属华山医院

　　　　于逢春　北京市海淀医院（北京大学第三院海淀院区）

　　　　王　涛　华中科技大学同济医学院附属协和医院

　　　　王红星　首都医科大学宣武医院

　　　　邓丽影　南昌大学第二附属医院

　　　　乐卫东　四川省人民医院

　　　　朱雨岚　哈尔滨医科大学附属第二医院

　　　　孙洪强　北京大学第六医院

李　宁　首都医科大学宣武医院

吴惠涓　海军军医大学第二附属医院（上海长征医院）

张　俊　北京大学人民医院

张　斌　南方医科大学南方医院

张红菊　河南省人民医院

张继辉　广东省人民医院

陈贵海　安徽医科大学附属巢湖医院

林永忠　大连医科大学附属第二医院

胡志安　陆军军医大学

胡思帆　北京大学第六医院

顾　平　河北医科大学第二医院

高　东　陆军特色医学中心（大坪医院）

高　和　空军特色医学中心

唐吉友　山东第一医科大学第一附属医院（山东省千佛山医院）

唐向东　四川大学华西医院

黄　颜　北京协和医院

彭颜晖　新疆医科大学第六附属医院

韩　芳　北京大学人民医院

詹淑琴　首都医科大学宣武医院

潘集阳　暨南大学附属第一医院

薛　荣　天津医科大学总医院

编　者（以姓氏笔画为序）

于洁洋　吉林大学第一医院

王　栋　吉林大学第一医院

王亚茹　吉林大学第一医院

王新丽　吉林省人民医院

尹　霞　吉林大学第一医院

邓　方　吉林大学第一医院

史晶华　松原市中心医院

吕玉丹　吉林大学第一医院

刘　志　吉林市中心医院

汤　琪　吉林大学第一医院

许　丹　吉林大学第一医院

苏海燕　深圳市德利凯医疗设备股份有限公司

李惠敏　吉林大学第一医院

张宇朋　长春市心理医院

张连欢　通化市中心医院

张延赤　长春市心理医院

范玉兰　吉林市人民医院

赵铁成　四平吉奥脑病医院

郝　云　辽源市中医院

郭　笑　海军军医大学第二附属医院（上海长征医院）

郭珍妮　吉林大学第一医院

唐铭阳　吉林大学第一医院

崔香艳　吉林大学第一医院

梁建民　吉林大学第一医院

董建伟　长春市中心医院

魏春会　吉林大学第一医院

编者兼学术秘书　孙晴晴　吉林大学第一医院

　　　　　　　　　张亚男　吉林大学第一医院

插　图　陈　晴

内容提要

　　睡眠和健康的生活方式是重要的公共健康问题，与重大疾病的防治密不可分。书中详细介绍了睡眠障碍的评估方法，以及失眠、打鼾、嗜睡、昼夜节律相关睡眠障碍、异态睡眠、睡眠运动障碍、疾病伴发的睡眠障碍、环境性睡眠障碍的相关知识，中医养生与睡眠等问题，同时还分享了拥有好睡眠的方法。本书实用性强、涉及睡眠知识广、贴近生活，具有较高的学术和参考价值，既可供相关医务工作者开展睡眠障碍诊断与治疗时参考，亦可成为各类睡眠障碍人群及普通大众了解睡眠健康的科普读物。

前　言

　　历史上有很多骇人听闻的事故，都曾被证实与相关工作人员的睡眠障碍有关。睡眠障碍不仅是医学问题，也是社会问题，它关系交通安全、工业安全、军事安全等国民经济和国防建设的各个方面。

　　随着都市化进程日益加快，夜间照明条件改善，人们夜生活时间明显延长，睡眠时间明显缩短，这些最终都会导致不同程度的睡眠剥夺。此外，某些需要执勤或轮班的社会职业人员，也普遍存在睡眠剥夺问题，长期睡眠剥夺能够导致人体生理功能紊乱，因此睡眠问题应该引起全社会的高度重视。

　　睡眠与健康的生活方式，是重要的公共健康问题，与重大疾病的防治密不可分。

为什么睡眠如此重要？

睡眠的功能是什么？

为什么有的人睡不着，而有的人睡得多？

为什么有的人睡着后行为异常，与清醒状态判若两人？

睡眠问题又与哪些疾病有关？

各种睡眠障碍应该怎么治疗？

细细翻阅本书，相信你会从中找到这些问题的答案。希望本书能为更多睡眠障碍朋友提供帮助，同时也希望本书能够成为相关医务工作者的实用参考书。

最后，衷心感谢参与本书编写的所有专家和青年学者！

吉林大学第一医院　　王　赞

空军军医大学唐都医院　　宿长军

序一

睡眠作为生物体不可或缺的生命过程，全面调控着代谢、免疫、内分泌、脑活动等生理机能，是维持人类生命活动的必需条件。良好的睡眠是身心健康的基础，然而随着现代生活方式的改变和社会节奏的加快，尤其是过去三年新冠疫情的爆发，导致睡眠障碍发病率日益增高。掌握睡眠健康相关知识，了解睡眠障碍及相关疾病的诊疗方法对于相关从业者、患者以及普通大众都具有重要意义。因此，一本专业、系统、全面的睡眠健康科普读物必不可少。

这本《深度好睡眠：睡眠障碍门诊》以专业的内容和通俗易懂的语言详细讲解了睡眠相关基础知识，以及失眠、打鼾、嗜睡、昼夜节律相关睡眠障碍、异态睡眠、睡眠运动障碍、其他疾病伴发的睡眠障碍和环境性睡眠障碍的定义、病因、临床症状、治疗及生活中的注意事项等，介绍了多导睡眠监测等睡眠科相关检查，并且用一章的篇幅对睡眠相关的中医理论和养生方法进行了讲述，图文并茂，深入浅出，生动有趣。

本书主编吉林大学第一医院的王赞教授长期从事睡眠相关疾病的临床诊疗工作，同时多年来致力于睡眠健康知识的普及工作，曾参编《睡眠医学》本科生教材等睡眠相关教材和专著。空军军医大学唐都医院的宿长军教授长期从事睡眠医学基础与临床研究，专长于失眠、睡眠呼吸障碍、神经精神疾病相关睡眠障碍等的诊断和治疗。二位教授在睡眠医学领域均有较深的造诣，其他编委和编者也均从事睡眠医学临床、科研与教学工作多年，为本书的专业性提供了可靠的质量保障。

本书是各位编写人员多年来经验与智慧的结晶，不仅为大众提供了一部了解睡眠及睡眠障碍的科普读物，也为相关医务工作者开展临床诊疗和照护提供了一本参考用书。本书的出版必将为我国睡眠健康知识的普及和睡眠医学的发展做出积极贡献。

中国科学院院士　　陆　林
北京大学第六医院

序

二

人生的 1/3 时间在睡眠中度过,"为什么要睡眠,睡眠觉醒如何调节?"仍是重要的科学问题。睡眠是高度保守的本能行为,优质睡眠帮助人们消除疲劳,恢复体力、促进大脑代谢废物清除,有利于脑高级功能的高效执行、修复免疫功能、加快学习记忆的巩固和维持、保证生长发育。

在人类几千年的文明史中,我们先人"日出而作,日落而息"的自然和谐生活方式,让他们享受着良好睡眠带来的快乐。今天,随着工业化进程的加快,社会竞争、工作压力和人口老龄化加剧,特别是信息化社会衍生众多不良生活习惯,致使睡眠障碍人群迅速增长,长期睡眠不足或睡眠剥夺导致人体生理功能紊乱,内稳态平衡破坏,我们正在进入"少眠"或"不眠"社会。

睡眠障碍严重影响人们的生活、工作、学习及身心健康，由此诱发疾病、意外伤害、事故，导致工作效率和生产力大幅下降，给家庭与社会带来沉重的负担。例如，乌克兰切尔诺贝利核电站泄漏、美国挑战者号航天飞机失事等事故，均被证明与相关工作人员的睡眠障碍有关。睡眠问题不仅是社会民生问题，而且关系到国家交通安全、工业安全、军事安全，航空航天安全等国民经济和国防建设的各方面，应该引起全社会的高度重视。

人类健康的四大支柱是"优质睡眠""良好心态""均衡膳食"和"合理运动"，其中优质睡眠是保持健康的基础。王赞教授主编的《深度好睡眠：睡眠障碍门诊》汇聚了我国睡眠研究领域著名专家的智慧和经验，全书内容系统全面、文字精练、图文并茂、通俗易懂、深入浅出。此书既是解码睡眠奥秘的科普书，也是睡眠医生的参考书。

每个人都是自己健康睡眠管理的第一责任人，

如何做到合理睡眠、科学睡眠、优质睡眠？翻阅本书，您会找到答案。健康睡眠，幸福之源。期待《深度好睡眠：睡眠障碍门诊》助力您的优质睡眠。

中国睡眠研究会理事长
《中国临床药理学与治疗学》杂志主编　黄志力
复旦大学特聘教授

目录

Part 1 睡眠是个技术活

良好睡眠是保证我们身心健康的重要基石，睡眠不仅可以促进生长、消除疲劳、恢复体力，还能促进和巩固记忆、调节机体免疫功能、维持各系统功能处于稳定状态。睡眠是人体自我修复的过程。早期发现并及时治疗睡眠疾病，不仅能够恢复正常睡眠觉醒节律，还有助于改善睡眠的各种生理功能，预防各类心身疾病的发生。

人生不同阶段需要的睡眠时间

人类的睡眠与年龄密切相关。胎儿几乎都是处于睡眠状态；0—3 月龄的婴儿平均每天需要的睡眠时间是 14～17 小时；4—11 月龄的婴儿平均每天需要的睡眠时间是 12～15 小时；1—2 岁幼儿平均每天需要的睡眠时间是 11～14 小时；3—5 岁学龄前儿童平均每天需要的睡眠时间是 10～13 小时；6—13 岁儿童平均每天需要的睡眠时间是 9～11 小时；14—17 岁青少年平均每天需要的睡眠时间是 8～10 小时；18—25 岁成年人平均每天需要的睡眠时间是 6～9 小时；26—44 岁成年人平均每天需要的睡眠时间是 6～9 小时；45 岁以上的成年人平均每天需要的睡眠时间是 6～8 小时。此外，还有不足 6 小时的短睡眠者和超过 10 小时的长睡眠者，只要睡醒后不影响白天正常的工作和生活，医学上都认为是正常的睡眠。

睡得比别人多，醒后一切正常，有问题吗？根据流行病学研究发现，2% 的男性和 1.5% 的女性报告每夜睡眠时间＞10 小时，这种情况为长睡眠。

长睡眠者是指健康成年人在 24 小时内的睡眠时间与其同年龄组相比明显增多，通常＞10 小时，儿童或青少年在 24 小时内的睡眠时间较同龄者增多＞2 小时，而睡眠生理、睡眠结构和睡眠效率均无异常。长睡眠者对睡眠时间的需求每晚＞10 小时，且这种睡眠模式持续＞7 天。只要满足其长时间的睡眠需要，长睡眠者并无关于睡眠质量和白天思睡的不适症状，清醒时他们的情绪、行为也无异常。

长睡眠模式开始于童年，青春期前已固定形成并持续终身。因为长睡眠者的睡眠生理、睡眠结构和睡眠效率基本正常，他们可以准确估计自己的睡眠时长，正确评估自己的睡眠质量。如果没有工作或生活上的特殊要求，长睡眠者一般不需要药物治疗。

如果成年后才出现睡眠较多时，建议及时去医院就诊，需要排除其他类型睡眠障碍、系统疾病、精神障碍、药物或药物滥用引起的思睡。

睡得比别人少正常吗？确实有一些睡眠比别人少的正常人，这类人群被称为短睡眠者。在一项对我国广东省中年人群的调查发现，短睡眠的发生率为 0.52%。

短睡眠者是指成年人在 24 小时内总的睡眠时间 < 6 小时，儿童或青少年在 24 小时内的睡眠时间与同龄者相比明显减少。这种睡眠时间缩短并非短睡眠者有意限制，其每天睡眠时间相对稳定，在周末和节假日也不会延长睡眠时间。他们在白天没有主观和客观上的思睡感，即使有空闲时间，主观上也想多睡，但实际睡眠总时间并不延长。短睡眠者不认为自己睡眠不足，其行为和情绪也没有异常，短睡眠模式通常持续终身。

短睡眠者一般不需要治疗，其发生原因尚未明了，生物钟基因研究多支持短睡眠与基因有关。多导睡眠监测（PSG）结果表明短睡眠者的入睡潜伏期缩短，睡眠中很少觉醒，作为深度睡眠的 3 期睡眠绝对量与同龄人相比并无差异；白天多次睡眠潜伏时间试验结果显示短睡眠者的平均睡眠潜伏时间通常也在正常范围内，没有因睡眠不足引起的白天困倦和神经功能障碍。

为什么说"睡眠好，身体才能好"

睡眠的五大功能

保存能量。睡眠时人体各种生理活动降到最低程度，基础代谢维持在最低水平，消耗能量最少，此时合成代谢增强，有助于能量储存。

糖原是大脑的主要能量储备物。随着清醒时间延长，脑糖原水平逐渐降低；睡眠剥夺时，脑糖原水平会进一步降低；进入睡眠后，脑糖原水平恢复。此外，睡眠状态还涉及体内热量从内部到外周重新分布，与清醒状态相比，睡眠时体温主动下调到一个较低水平。

促进代谢物的排出。白天大脑内代谢产物不断积聚，睡眠时大脑可高效清除代谢产物，从而恢复脑活力。清醒时，细胞代谢产物积聚在细胞间液；睡眠时，脑脊液将细胞间液的代谢物输送至静脉，随即排出大脑。与痴呆有关的β淀粉样蛋白就是在睡眠中被高效清除的。

增强免疫力。许多人在发生感染时常会有思睡的现象，而充足的睡眠有助于感染者从疾病中康复。研究发现，炎性因子与睡眠有关，如睡眠剥夺 48 小时后，淋巴细胞的 DNA 合成降低，淋巴细胞活性受到抑制；睡眠剥夺 72 小时后，吞噬细胞功能降低。因此，充足的睡眠对于保障机体正常的免疫系统功能十分重要。

促进生长发育和组织损伤修复。生长激素是在深非快速眼动睡眠（NREM）时期分泌的。对于儿童和青少年来说，良好的睡眠是保证生长发育的关键，他们不仅需要有充足的睡眠时间，更要有足够的深睡眠时间，这样才能保证健康成长。同时，生长激素在成年人的组织损伤修复过程中也起到非常重要的作用。成年人同样需要足够的睡眠时间和深非快速眼动睡眠来保证身体健康。

增强学习记忆。记忆过程包括获得（学习）、巩固、存贮与提取等过程。睡眠期间也具有获得新信息（学习）的能力。例如，在非快速眼动睡眠阶段婴儿能通过声音刺激学习。研究还证明，如果努力学习一段时间后立即进入睡眠状态，对于所学习的内容和记忆有加强作用。因此，学习后的睡眠有助于记忆巩固。睡眠是巩固长期记忆的必需条件之一。

睡眠时，身体悄悄地在改变

睡眠时精神心理活动的变化。睡眠期间心理活动仍然存在，但与清醒时的情况不同，因为清醒时的精神心理活动是个人自我意愿与环境感觉信息相互作用的结果，而在睡眠时，自我意愿与环境感觉信息对人的影响降到最低。睡眠过程中的精神心理活动主要表现为做梦，睡眠可以抵消或缓解精神创伤所产生的影响，有益于不良情绪的宣泄，从而达到调整心理状态的效果。

睡眠时内分泌功能的变化。睡眠期间内分泌功能发生显著变化，在进入睡眠后很快出现垂体生长激素分泌高峰，70% 的生长激素在非快速眼动睡眠深睡眠期分泌，生长激素分泌量与非快速眼动睡眠的持续时间成正比，即非快速眼动睡眠的持续时间越长，生长激素分泌量越多。如果睡眠被打断，频繁觉醒，甚至清醒，生长激素的分泌就会受到抑制。研究证实，睡眠剥夺也会影响血浆促甲状腺激素、催乳素、促肾上腺皮质激素和皮质醇的分泌。

睡眠时呼吸功能的变化。成人的睡眠分为非快速眼动睡眠（NREM）和快速眼动睡眠（REM）。NREM 分为 N_1 期、N_2 期和 N_3 期，稳定的 NREM 包括固定的 N_2 期、N_3 期，不稳定的 NREM 包括 N_1 期和部分 N_2 期。不稳定的 NREM 可出现周期性呼吸。周期性呼吸的持续时间为 10～20 分钟，亦可长达 60 分钟。一般认为，睡眠时一旦发生低氧，内源性呼吸调节机制便会引起呼吸强度的变化产生周期性呼吸，以维持血氧水平。在稳定的 NREM 中，呼吸幅度与频率都十分规则。REM 时呼吸是不规则的，其特征为呼吸幅度和频率的突然变化，且有时可出现持续 10～30 秒的中枢性呼吸暂停。呼吸的不规则性与 REM 的快速眼球运动相关。

　　睡眠时心血管功能的变化。一般来说，NREM 时的自主神经活动相对稳定，即血压低、心率慢、心输出量和外周血管阻力降低，有利于维持心血管系统的稳定状态。NREM 时心率的变化通过呼吸、循环与中枢调节来实现。REM 时大脑兴奋性增加，支配心脏冠状动脉的神经活动变化，心率变化较大，表现为明显的心动过缓与心动过速。

　　睡眠时性功能的变化。睡眠时生殖系统的重要变化是睡眠相关勃起。阴茎勃起是 REM 的一个特征现象。人的睡眠相关勃起一般间隔 85 分钟发生 1 次，每次持续 25 分钟。研究显示，睡眠相关勃起可能与 REM 有关，因为两者的持续时间与周期十分相似。睡眠时周期勃起发生在所有的健康男性中。REM 时，女性也会出现类似的阴蒂勃起与阴道血流量增加。尽管这些勃起周期在睡梦中出现，但 REM 相关勃起与梦的内容并非完全关联。由于睡眠时阴茎勃起受自主神经支配，具有非主观性、持续性特点，临床上如果阳痿患者存在睡眠相关勃起，则可诊断为非器质性阳痿。

睡眠时运动系统的变化。睡眠状态下，特别是 REM 期，骨骼肌处于抑制性静止状态，肌肉活动明显减少甚至消失，但偶尔也会有短暂的肌肉收缩（如抽动或猛地拉动）发生。有些人可能表现为睡眠开始时下肢突然发生单次、短暂的抽动或惊跳，有时上肢、躯干和头部也出现类似症状，也可能出现全身抽动。这些过程与 REM 期运动神经元被甘氨酸抑制有关。此类症状多为正常生理现象，但如上述症状发生频繁，需警惕睡眠障碍的可能性，建议到睡眠专科门诊治疗。

睡眠时大脑不同时相的交替变化。睡眠常被分为不同时相，呈现周期性变化。通过睡眠监测图，睡眠分为非快速眼动睡眠（NREM）和快速眼动睡眠（REM）。

NREM N_1 期时人对周围环境的注意力减退；N_2 期时全身肌张力降低，无眼球运动；N_3 期时处于深睡眠，难以被唤醒。N_1 和 N_2 期被称为浅 NREM，N_3 期为深 NREM，深睡眠期可以恢复体力，促进抗体和生长激素分泌。

REM 脑电活动特征与清醒期相似，但肌肉活动受到明显抑制。REM 有梦的体验，也有助于记忆的巩固。

生物钟参与睡眠和觉醒调节

生物钟，又称昼夜节律。日常光照、进食和运动等信号传入下丘脑视交叉上核并进行整合，使外周器官（如心、肝、脾、肺、肾、肌肉等）按照白昼 – 黑夜的周期产生规律的变化，从而实现睡眠和觉醒的 24 小时节律。

Part 2 谁"偷"走了好睡眠

　　失眠是最常见的睡眠障碍，中国人的患病率为 26.7%。失眠流行病学调查显示，我国有接近 50% 的人群经历过不同程度的失眠，其中 1/4 达到失眠的诊断标准。失眠症状经常波动，50% 的患者由急性失眠演变为慢性失眠。失眠的所有症状中，首先是睡眠维持困难最常见，占 61%；其次是早醒，占 52%；再次是入睡困难，占 38%。

失眠影响的不仅是夜间睡眠

　　失眠是指尽管有适当的睡眠机会和睡眠环境，但仍然对睡眠时间和睡眠质量不满意，并且影响白天社会功能的一种主观体验，也是一种最常见的睡眠障碍。失眠不仅仅是晚上的睡眠问题，晚上睡不好，还会引起白天社会功能受损，两者同时存在，才是失眠。

　　成年人失眠的夜间症状，包括睡眠启动困难、睡眠维持困难、睡眠质量下降。失眠的白天症状，包括疲劳、情绪低落或易激惹、躯体不适和记忆功能障碍。

　　晚上睡得少并不代表失眠，不能以睡眠的时间长短来定义失眠。因为每个人对睡眠时间的需求量不一样，大部分人每天需要睡 6～8 小时，但有极少数短睡眠者每天只睡 5 小时，白天也感受良好。

失眠剥夺健康，后果难以想象

　　长期失眠对身体的危害很大，日常生活中很多人受失眠困扰，而睡眠剥夺对人体的行为和生理功能会产生不同程度的影响。有些人不是自己主观上不能睡眠，而是因为外界客观原因（如工作、学习等）造成睡眠剥夺。研究发现，全睡眠剥夺的大鼠一般在 11～22 天死亡；长时间睡眠剥夺后有的人可出现手颤、眼球震颤或上睑下垂等症状，有的人表现为腱反射亢进、角膜反射迟钝及对疼痛的敏感性增加。长时间不完全睡眠剥夺可导致激越、烦躁不安等精神症状。睡眠剥夺对人的精神状态、学习记忆和工作能力等脑高级功能的影响比较明显。睡眠一旦恢复，这些症状也随着消失。

失眠是职业事故和交通事故发生的关键因素，它可导致睡眠负债、日间思睡，与工伤意外、交通事故独立相关。长期失眠患者职业行为不佳、社会生产力下降，注意力不能集中，意外事故发生率较高，不仅可能导致自己受到伤害，甚至还可能危及他人性命，对社会造成巨大损失。

失眠可能引发焦虑。失眠不仅影响生活质量和社会功能，还会引发一系列躯体疾病和精神疾病。失眠和焦虑有非常密切的联系，失眠可以导致焦虑，焦虑导致失眠，严重者可以出现两者相叠加的情况，失眠伴有焦虑的人占失眠者的20%～30%。失眠常表现为难以入睡或易醒，或者不能得到安稳满意的睡眠；焦虑主要表现为对许多事件或活动存在明显超出一般人的心情紧张、忐忑不安、难以放松、注意力难以集中、头脑发空、烦躁易怒或容易疲倦等。

睡眠不足对性生活的影响。研究显示失眠的男性和女性患者有较低的性欲，对性生活提不起兴趣。睡眠不足会影响睾丸激素的分泌，低睾丸激素可能是勃起功能障碍的原因。

失眠可能导致斑秃。斑秃是常见的脱发类疾病，其原因和机制尚不清楚。传统的观点认为，斑秃是由遗传和环境因素相互作用引起的，不良的生活方式可诱发斑秃的发生或促进斑秃的发展。有一些人长时间处于失眠的困扰中，也容易引起斑秃问题。睡眠可以调节身体的各项功能，如果长时间失眠容易影响身体的内分泌功能，甚至身体各个器官都无法得到充足的营养补充。

失眠对记忆力的影响。睡眠与认知是大脑的基本生理功能。睡眠有助于消除疲劳、恢复体力、调节机体代谢、增强免疫力、调控脑内垃圾清除。更重要的是，睡眠参与大脑认知加工过程。充足的睡眠可以促进脑网络功能重组，调控认知加工。失眠可引起广泛的认知功能受损，表现为患者的注意力、记忆力、执行功能、警觉性下降，其中尤以失眠对记忆力的影响最为显著，包括陈述记忆、工作记忆、空间记忆、情绪记忆等。

孕妇睡眠差，更容易早产。妊娠期女性的生理功能、激素分泌和身体方面都会发生很大的变化，包括体重增加、鼻咽部水肿、功能储备能力下降、睡眠觉醒增加等，这些变化都会改变孕妇的睡眠模式，导致睡眠障碍。目前认为炎症是睡眠障碍与早产的主要潜在机制。睡眠障碍与孕妇的免疫功能受损和炎症反应增加有关，羊水中的炎症细胞因子水平增加会导致早产风险增加。睡眠时间短与睡眠质量不佳被认为与高水平的白介素-6相关，白介素-6作为一种血清促炎性细胞因子，会刺激妊娠组织分泌前列腺素，促进宫颈成熟，引起子宫收缩，从而导致早产。相关研究表明，压力也是一种已知的炎症激活剂。孕期女性的睡眠障碍与压力共同作用，导致早产风险增加。

失眠人群为何会患心脑血管疾病？疫情期间流行病学研究显示，普通人群的失眠患病率为29.2%。在心脑血管疾病患者中，失眠的比例较普通人群更高。睡眠与循环系统相互影响，睡眠的不同阶段会改变循环系统的活动，循环系统的异常活动会影响睡眠的结构，从而形成恶性循环，进一步加重心脑血管疾病。失眠影响心脑血管系统功能的可能机制包括自主神经系统功能紊乱、下丘脑-垂体-肾上腺轴功能紊乱及炎症因子增加等。

失眠是如何发生的

目前医学上解释失眠发生发展的理论基础包括三个因素，即易感因素、促发因素和持续因素。

易感因素：慢性失眠患者通常具有失眠易感性，包括生物学因素（如基础代谢率增高、高情绪性反应、睡眠和觉醒相关神经递质的改变和心理因素等）。有了易感因素，当促发因素出现时易引起失眠。

促发因素：可以来自一般社会因素，如与床伴作息时间不一致、不合理的作息时间（如育儿、倒班）、熬夜、饮用浓茶或咖啡等；也可以是生活应激事件，如家庭或婚姻变故、与人争吵等；还可以由疾病诱发，如外科、内科、神经和精神系统疾病等。多数患者失眠症状可随促发因素的解除而消失（急性失眠），若促发因素持续不能消除，或者发生急性失眠后没有积极改善失眠状况，50%

的急性失眠将演变为慢性失眠。

维持因素：特别值得关注的维持因素是患者在寝室或床上进行非睡眠活动（如看电视、阅读、定计划、玩游戏、打电话等）、醒着长时间待床、不规律的作息、长时间午睡和反复日间小睡等。

引起或促发失眠的原因众多，常见的有九种因素。

社会心理因素：生活和工作中的各种不愉快事件，造成个体发生抑郁、焦虑、紧张等应激反应时往往会表现为失眠。

环境因素：环境嘈杂、不适光照、过冷过热、空气污浊或异味、居住拥挤或睡眠环境改变等都会导致失眠。

生理因素：睡前饥饿或过饱、过度疲劳、性兴奋等状态下易失眠。

性格特征：过于细致的性格特征也容易引起失眠，如患者对身体健康要求过高、过分关注，对生活和工作谨慎过度，或者凡事习惯性往坏处想，处于高度警觉状态等，都容易发生失眠。

生活行为因素：白天休息过多、吸烟、睡前运动过多等，对睡眠产生不利影响。

药物与食物因素：酒精、咖啡、茶叶等兴奋性饮料饮用时间不当或过量，药物依赖和戒断时，或者某些治疗药物的不良反应，如某些降压药导致的咳嗽、中枢兴奋药（如苯丙胺）的使用等。

昼夜节律紊乱：白天和黑夜频繁轮班、跨时区旅行等造成生物节律改变。

精神疾病：各类精神疾病都存在睡眠障碍，尤其是焦虑与抑郁障碍。

神经系统疾病和躯体疾病：神经疾病的病理生理变化影响睡眠中枢结构，或者因疾病致残、疼痛不适，以及患病后继发的心理情绪变化，如帕金森病与甲状腺功能亢进症常导致失眠，类风湿关节炎常由于疼痛引发失眠。

睡前使用手机、看电视会导致失眠吗？许多人喜欢在床上使用手机、看电视，这样的生活习惯对睡眠会产生很大的影响。睡前使用手机意味着床从睡眠场所变成了娱乐场所，导致许多人在床上比较兴奋而难以产生睡意，因此入睡的时间被推迟。更重要的是，手机产生的光线（尤其是蓝光）会抑制褪黑素分泌，导致昼夜节律紊乱，使得睡眠质量下降。同样，睡前看电视也会使褪黑素分泌减少，影响睡眠质量。

吸烟会导致失眠吗？吸烟对人的睡眠质量影响非常大，与不吸烟的人相比，吸烟者的入睡时间、睡眠维持时间及睡眠质量均有受损，并且睡眠时间的减少与吸烟量呈正相关。烟草中的尼古丁会导致心率加快、血压升高，从而干扰睡眠，导致吸烟者入睡困难、睡眠周期紊乱、深睡眠减少，更容易觉醒。

失眠会遗传吗？目前还没有充分的证据表明失眠会遗传，但是同卵双胞胎中一人患有失眠，则另一人患失眠的概率高于异卵双胞胎。一级亲属的失眠患病率也高于一般人群，这种相关在母女及姐妹中更强。家族集中的模式可能与遗传易感性、相同的环境、习得的行为有关，是否为遗传的表现尚未确定。

女性为何更容易失眠？相同年龄段女性失眠的发生率是男性的2倍。睡眠的性别差异来源于体内激素分泌的不同，女性在一些特殊时期更容易失眠。例如，在月经周期的不同时期，女性体内激素水平不同，这可能会影响睡眠。50%的女性在月经期出现下肢水肿，会影响睡眠；排卵后孕酮水平升高，使得身体困倦。女性在妊娠期出现躯体化症状（如疼痛、恶心、肢体抽搐及胎动等）和情绪变化（如焦虑、紧张和沮丧等），都会影响睡眠。此外，更年期女性出现失眠问题主要与卵巢分泌的雌激素和孕激素逐渐减少有关。

女性不同时期的激素水平变化，使她们更容

易出现失眠。

失眠与年龄有关吗？失眠与年龄有关，不同年龄阶段的失眠特点不同。

青少年和年轻人失眠常与睡眠习惯有关，他们喜欢熬夜，晚上不睡，早晨不起；整个成年期的慢性失眠促发因素也可能改变，不同时期的心理压力与环境因素皆不同；老年人通常睡得早、起得早，夜间频繁觉醒。退休后的老年人可能花大量时间在床上，影响他们夜间睡眠的惯性，伴随的疾病和症状，如疼痛、运动过少和药物等因素常在中老年人的失眠中起更大作用。年轻失眠者客观性的白天思睡比较少见，但中老年人常见。

咖啡因对睡眠有影响吗？咖啡因通过阻断大脑腺苷提高觉醒，研究发现，摄入 500mg 的咖啡因相当于摄入 5mg 苯丙胺的效应，剂量＞1g 的咖啡因即可引起失眠、呼吸困难、谵妄和心律失常等。虽然咖啡因的半衰期为 3～7 小时，但其效应维持时间长达 8～14 小时。因此，在傍晚或子夜摄入咖啡因，会显著影响睡眠；即使不在睡前饮用咖啡，每日饮 3 杯以上咖啡（400～500mg 咖啡因）会促发焦虑、失眠等其他症状，一天中饮用咖啡达 6 杯以上，就可能导致失眠。因此失眠患者减少咖啡因类物质使用是有益的。

怎样才算失眠

失眠严重程度指数。失眠严重程度指数（ISI）量表目前已广泛用于失眠严重程度评估，操作简便，对临床诊断有指导意义。该量表包括 5 个条目，详见下表。量表评估得分结果分为四类，即 0～7 分：无临床意义的失眠；8～14 分：亚临床失眠；15～21 分：临床失眠（中度）；22～28 分：临床失眠（重度）。

失眠严重程度指数量表

姓名：_____ 日期：_____

对下面每一个问题，圈出选定答案的相应数字：

1. 描述您最近（如最近 2 周）失眠问题的严重程度：

	无	轻度	中度	重度	极重度
a. 入睡困难	0	1	2	3	4
b. 维持睡眠困难	0	1	2	3	4
c. 早醒	0	1	2	3	4

2. 对您当前睡眠模式的满意度：

很满意	满意	一般	不满意	很不满意
0	1	2	3	4

3. 您认为您的睡眠问题在多大程度上干扰了您的日间功能（如日间疲劳、处理工作和日常事务的能力、注意力、记忆力、情绪等）：

没有干扰	轻微	有些	较多	很多干扰
0	1	2	3	4

4. 与其他人相比，您的失眠问题对您的生活质量有多大程度的影响或损害：

没有	一点	有些	较多	很多
0	1	2	3	4

5. 您对自己当前睡眠问题有多大程度的担忧 / 沮丧：

没有	一点	有些	较多	很多
0	1	2	3	4

失眠的诊断标准

标准一：3 个睡眠改变＞30 分钟。

- 入睡困难：入睡＞30 分钟。

- 睡眠维持困难：醒后再入睡＞30 分钟。

- 早醒：比平时提前醒来＞30 分钟。

此外，每日睡眠时间＜6 小时。

标准二：社会功能受损，第 2 天身体不适。

标准三：一周内失眠＞3 天。

国际睡眠疾病的分类

根据国际睡眠疾病分类第 3 版的分类建议，失眠分为急性失眠、慢性失眠及其他失眠。失眠需要满足以下条件。

A

- 入睡困难，30 分钟以上才能睡着。

- 睡眠维持困难，30 分钟以上再入睡。

- 比惯常醒来时间提早 30 分钟。

- 在合理的时间点上床困难。

- 没有父母或照料者陪伴入睡困难。

B

- 疲劳 / 周身不适，萎靡不振。

- 注意力、专注力、记忆力减弱。

- 社会、家庭、职业和学业受到影响。

- 情绪障碍，易激惹。

- 白天困倦。

- 行为问题（活跃、冲动、攻击性）。

- 低动力、乏力、内驱力缺乏。

- 易于出错和出现意外事件。

- 过度关注睡眠和对睡眠不满意。

C

失眠不能通过足够的睡眠机会（睡眠时间）和合适的睡眠环境（安全、黑暗、安静和舒适）来改善。

D

　　睡眠困难和日间症状每周发作≥3 次。

E

　　睡眠障碍和相关的日间症状持续≥3
个月。

F

　　上述睡眠觉醒困难不能被其他睡眠
障碍所解释。

　　急性失眠诊断标准与慢性失眠类似，
但急性失眠的病程＜3 个月，慢性失眠要求
失眠的症状每周出现≥3 次，持续≥3 个月。

　　有些失眠诊断不能靠症状，还要做检查。有
些以失眠为主诉的患者是需要做检查的，例如，
一些自我感觉睡不好但家人反映睡得香的矛盾性
失眠患者，医生就可以通过多导睡眠监测（PSG），
用客观的数据让患者相信，他们的睡眠时间没有
想象中少。还有一些患者的失眠是由其他睡眠疾

病导致的，如严重的睡眠呼吸暂停的患者，夜间可能频繁被憋醒，但他们来就诊时可能只关注失眠问题，这样的患者也需要做多导睡眠监测，以帮助他们寻找失眠的原因和可能存在的其他睡眠障碍。

换地方、倒时差后睡不着，算失眠吗？根据失眠持续时间不同，失眠可分为急性失眠和慢性失眠。急性失眠又称适应性失眠、短期失眠，曾称一过性失眠症、一过性精神生理性失眠症、应激性失眠。通常与应激、冲动或引起情绪明显波动的心理与环境变化相关。

促发急性失眠的往往是明确的急性应激事件，常见的促发事件包括人际关系改变或破坏、职业性应激、个人损失、丧亲、患病、时差、更换居所，以及改变睡眠模式或作息时间。急性失眠的患者常主诉睡眠障碍发生频率平均<3 次 / 周，急性失眠的持续时间<3 个月。

自我感觉整夜未眠但家人说他睡着了，算失

眠吗？这称为矛盾性失眠。矛盾性失眠是慢性失眠的一种类型，患者诉说与记录的失眠严重程度不一致。客观多导睡眠监测图显示无失眠的生理证据，即没有入睡困难、睡眠维持困难和早醒等客观睡眠障碍的证据，并且患者没有与睡眠不足严重程度相匹配的白天功能损害，但其主观抱怨严重失眠，常高估自己入睡所需要的时间和低估实际睡眠时间，矛盾性失眠也需要就诊治疗。

老年躯体症状也许是失眠惹的祸

王某，男性，75岁，最近因血压高服用3种降压药，但血压仍高达160/80mmHg。一个多月前王某开始失眠，每天睡4~5小时，血压也随着升高。他害怕血压太高引起脑出血，越发睡不着。但他不认为睡眠有问题，觉得只要血压下降自然就能睡着了。可是他频繁寻求医生帮助降压，血压就是下不来！最后医生发现他的睡眠问题，降压的同时改善其睡眠，王某的血压才稳定。

因为正常人在睡眠过程中 1/4 的时间是深睡眠，这个时候副交感神经兴奋，表现为血压下降，心率变慢，起到稳定血压、心率的作用。如果长时间睡眠时间短，就会交感神经兴奋，出现血压心率不降反升的现象。

如果遇到治疗效果不好的躯体疾病，一定要考虑睡眠相关的病因。

别让急性失眠变成慢性失眠。很多因素参与急性失眠转变为慢性化的过程。

• 精神障碍的患者，尤其是抑郁和焦虑障碍，可增加慢性失眠的风险。

• 内科疾病（如胃食管反流、导致慢性疼痛或呼吸困难的疾病及心脑血管病等）也会增加慢性失眠的风险。

• 酒精依赖或滥用及过度使用咖啡或其他兴奋剂，可能增加慢性失眠的风险。

• 伴不宁腿综合征等其他睡眠障碍。

• 不稳定的家庭环境、对安全的担心和家庭暴力同样是儿童和成人慢性失眠的危险因素。

• 儿童失眠常伴随脾气喜怒无常，以及其他内科和精神疾病。

原发于儿童期的强制入睡性睡眠障碍是由于照料者不适当地强迫儿童就寝，导致儿童即使到了常规就寝时间，拖延或拒绝上床睡觉；只有当照料者采取强制性措施，患儿才能入睡，否则睡眠将延迟。

聪明治疗失眠，提高满意度

一项针对失眠治疗的调查显示，失眠患者中

服用镇静催眠药的人占 33.4%，少喝茶、咖啡应对
失眠的人占 32.9%，寻求医生帮助的人占 22.3%，
喝中药治疗失眠的人占 14.5%，喝酒应对失眠的
人占 13.1%。服用镇静催眠药的人中有 23.2% 为
亲友推荐，49.5% 为凭医生处方，其他途径的占
27.3%。但是，失眠治疗总体满意度仅为 45.9%。
所以，在失眠人群中，大部分的治疗或应对措施
可能并不正确。

饮酒影响睡眠吗

睡前喝酒并不能改善失眠。有人认为喝酒（尤
其是红酒）有助于睡眠，喜欢睡前喝点酒，甚至
有的失眠者还以此作为治疗失眠的方法，实际上，
这是一种误解。睡前喝酒虽然能缩短入睡时间，
但深睡眠时间会显著减少。研究表明，大量饮酒
会导致睡眠稳态受损，引起睡眠结构改变。通过
饮酒获得的大部分都是浅睡眠，睡眠中觉醒次数
增多，使睡眠变得不连续。2018 年 *Nature* 报道，

酒精和内源性醛类物质损害染色体及使干细胞发生突变。此外，酒精具有利尿作用，导致夜尿增加，进一步扰乱睡眠。

由此看出，酒精的作用是先使人昏昏欲睡，表面上可能对睡眠有益，而实际上却干扰睡眠。建议失眠者在睡前4～6小时不宜饮酒。

酒精对酗酒者睡眠有什么影响？酗酒者失眠发生率为36%～67%，明显高于普通人群（发生率为17%～30%）。当发生酒精依赖时，患者常主诉不喝酒难以入睡，同时酒精依赖者睡眠潜伏时间延长，睡眠效率降低，总睡眠时间缩短，NREM和REM减少。一次过量饮酒后，酒精先诱导短时睡眠，接着是觉醒。因此，只有减少酒精摄入，避免酒精依赖，才可以改善酒精依赖性睡眠障碍。

酒精对非酗酒者可能有短暂镇静作用。对18—45岁普通人群调查显示，13%的人报告在过去一年的某个时候使用酒精来帮助睡眠，其中2%

的人曾规律使用酒精≥1个月，还有5%的人同时使用酒精和一种镇静催眠药来助眠。黄昏时中等量饮酒会扰乱后半夜睡眠，酒精、打鼾等均增加心脏病、脑卒中和猝死的风险。即使短期应用，也不建议应用酒精来助眠。

劳累影响睡眠吗

白天运动越多，晚上睡得更香吗？睡眠受睡眠驱动力的调节。睡眠驱动力是指在觉醒期，睡眠压力会逐渐增加，产生"睡眠债"，机体会逐渐进入睡眠状态。睡眠债在清醒时增加，在睡眠时消失，逐渐形成自身的睡眠和觉醒时间。

适当运动可以改善睡眠状况。有规律的、中等强度的有氧运动对改善失眠有较好的效果，运动方式以慢跑、游泳、自行车等中等强度有氧运动为主。长期失眠导致身体和精神状态较差的情况下，不应盲目进行高强度训练，过度运动可能加重失眠症状。

运动会使身体释放多巴胺及腺苷、内啡肽等兴奋性物质，会让交感神经过度兴奋。当你躺在床上想睡觉了，但是身体还没有平静下来，不容易入睡，因此不建议在常规的入睡时间（2 小时）内进行运动。

你的失眠妙招是对的吗

晚上失眠白天补，效果并不好。很多失眠者都有这样的办法，晚上没睡好就晚起一些，或者中午再补觉 1～2 小时，其实这些做法都是完全错误的。

成年人每天的睡眠时间基本上是固定的，白天睡得多，自然晚上睡不着。偶尔一次晚上睡不好，并不影响身体健康，不需要白天补觉；若您较困倦又有午睡的习惯，必要时可以适当补觉，但建议时间≤30 分钟，防止进入深睡眠期醒后乏力，同时造成当晚入睡困难；若您是长期失眠，建议白天不补觉，减少在床上的时间，增加夜晚睡眠压力。避免因为白天补觉导致当晚入睡困难，晚上的睡眠时间减少，次日白天仍感困倦，再白天补觉，形成恶性循环。

失眠的人日常应如何管理自己的睡眠

- 失眠的人应规律作息，保持固定的入睡和起床时间，记录睡眠日志，建立稳定的生物钟。
- 改善睡眠环境，有舒适的寝具、柔和的灯光等，睡觉时室内温度在 20～23 ℃最为适宜。
- 应有良好的睡眠姿势，右侧卧位是最佳的睡眠姿势。
- 进行科学饮食及适度运动。
- 可进行睡前冥想，消除消极观念，养成良好思维习惯。

可以改善失眠的良好习惯。一些正确的睡眠

卫生习惯能帮助失眠者改善失眠。午饭后避免喝咖啡，睡前 6 小时内不喝酒。夜晚，特别是接近睡眠时间时，避免吸烟。睡前 2 小时不进行剧烈体育锻炼。睡前不看连续剧、小说，禁止参与麻将、扑克或其他易引起兴奋的游戏。睡眠前避免大量摄入过多的液体或食物。保持卧室环境安静、整洁、舒适，以及适宜的光线及温度。每天坚持规律的体育锻炼，每天运动时间≥30 分钟。白天避免小睡，若有午睡习惯，建议在下午 1 点半前完成午睡，时间≤30 分钟。

褪黑素不是所有失眠都管用。褪黑素是由人脑内松果体分泌的一种激素。环境中光的变化会影响体内褪黑素的分泌，傍晚随着光线变暗，褪黑素分泌量就会增加。褪黑素可以用来调节睡眠和觉醒，治疗昼夜节律相关睡眠障碍等。

去除急性失眠诱因后仍需治疗。根据《中国失眠障碍诊断和治疗指南》中关于失眠治疗的专家共识，急性失眠往往可以找到相关的诱因，去

睡眠日志

姓名：_____

- ● 熄灯或躺在床上试图睡着（包括午睡及打盹）　○. 开灯或起床　┊. 半梦半醒
- ┤├ 睡着的时段（包括午睡及打盹）

C. 饮用含咖啡因的饮料（咖啡、汽水或茶）　　A. 饮酒　　M. 服用药物　　E. 运动　　S. 感觉很困

日期星期	前一天晚上						午夜						今天早上						中午			下午				药物（名称/量）	睡眠品质 1-2-3-4-5 很差—很好	白天精神 1-2-3-4-5 很差—很好	备注
	6	7	8	9	10	11	12	1	2	3	4	5	6	7	8	9	10	11	12	1	2	3	4	5	6				
范例	E			●										○	C				S								3	4	

● 请于每日起床后或固定白天特定时段填写；如有需要可自行加入其他的符号

除这些诱因可使部分患者睡眠恢复正常，但是仍有一部分患者会转为慢性失眠。

由于急性失眠具有转化为慢性失眠及容易复发的特点，所以对于急性失眠患者需要积极进行评估和治疗，找到引起急性失眠慢性化的危险因素，早期进行心理行为干预和（或）药物治疗，防止急性失眠转化为慢性失眠，因为一旦转为慢性失眠，治疗的难度和时间就会明显增加。

孕妇失眠有妙招。孕妇出现失眠症状的发生率较非妊娠期高，引起失眠的相关因素有骨盆痛、腰痛和排尿次数增加、适应困难，呕吐和焦虑也可能导致失眠。

孕妇失眠也是有治疗办法的。孕妇作为特殊群体，为了避免药物潜在的致畸作用，可以考虑非药物治疗，如失眠认知行为治疗、适当适量的运动或冥想等。目前一些物理治疗也适用于妊娠期及哺乳期失眠的女性。

• 认知行为治疗：是目前治疗慢性失眠的首

选方案，主要分为五个部分，包括睡眠卫生教育、刺激控制疗法、睡眠限制疗法、认知疗法及放松训练。目前，失眠患者常用的模式是远程在线认知行为治疗，需由专业睡眠医生或治疗师进行线上指导。

•适量的运动：可进行一些孕妇养生保健操，包括每次运动 10 分钟，平均每天 1～3 次，运动时控制心率＜140 次 / 分，定期进行胎动监测，出现不适症状及时就医。

•冥想：可先放松身体（时间 5 分钟），取坐位或仰卧位，以不困倦和想入睡为标准，闭上双眼，依次放松额面部、上肢及躯干、腹部、下肢及脚趾，感觉身体轻松舒适、温暖；然后进行呼吸调节（时间 5 分钟），将呼吸节奏由浅快调整至深长而平稳；之后进行聚焦练习，可以自行选择一幅感到愉悦的画面，冥想该画面的具体细节，开始想象自己处于画面中，并对景象向往，直至感觉安定、愉快。

失眠一定吃镇静催眠药吗？现实生活中不少失眠患者自行购买镇静催眠药服用，但认为失眠就要吃镇静催眠药是一种错误的观念。首先应该找出引起失眠的原因，针对病因进行调整。吃镇静催眠药而不去解决背后可能潜在的原因，失眠很难得到正确的诊治。

失眠的治疗方法除药物治疗外，还有非药物治疗，并不是只能吃镇静催眠药才可以缓解。非药物治疗主要有失眠认知行为治疗（CBTI）和物理治疗等。失眠认知行为治疗，不良反应小，可以长期应用，是临床首选的失眠治疗方法。若团体失眠认知行为治疗因某些原因受到限制时，可以应用线上远程 CBTI 的方法。临床上已经应用的治疗失眠的物理方法包括光疗、重复经颅磁刺激、生物反馈技术和电刺激疗法等，这些方法疗效确切。

失眠服药多久为一个疗程？具体治疗方案应根据患者的睡眠情况来调整用药剂量和时间。

　　不足 4 周的促眠治疗停药过程应坚持逐渐减药的原则，不能突然停药，避免反弹。超过 4 周的药物干预治疗需要每个月去医院进行临床评估，每 6 个月或旧病复发时，需要针对患者的睡眠情况伴随的焦虑抑郁、其他睡眠疾病及躯体疾病进行全面评估［包括一些睡眠相关量表和（或）多导睡眠监测］；必要时变更治疗方案，或者根据患者的睡眠改善情况选择间歇治疗。

　　什么情况下需更换治疗失眠的药物？五种情况需及时更换镇静催眠药：①长期足剂量服用医生建议的药物仍治疗无效；②对药物产生严重不良反应；③与正在使用的其他药物发生相互作用；④长期使用（＞6 个月）；⑤有药物成瘾史的患者。

　　如果首先选择的镇静催眠药治疗无效或无法遵医嘱服药，更换另一种促睡眠药物时不能突然停掉原来的药物，应该逐渐减少剂量，同时开始服用另一种药物，并逐渐增量，用 2 周的时间完成换药过程。换药过程需在医生指导下完成。

何时停服镇静催眠药？当患者感觉能够自我控制睡眠时，可以考虑逐渐减量停药；如果失眠与其他疾病（如抑郁症）或生活事件相关，当病因去除后，也应考虑先减量停用镇静催眠药。苯二氮䓬类药物仅应用于严重失眠伴焦虑的患者，急性期后逐渐减停，不推荐长期服用。非苯二氮䓬类药物成瘾风险很小，其停药要根据用药时间和病情决定，原则上镇静催眠药应逐步减停以减少失眠反弹，有时减量的过程需要数周至数月。

失眠认知行为治疗和物理治疗也可以帮助减停促眠药物。

不建议首选苯二氮䓬类药物治失眠。苯二氮䓬类药物，包括氯硝西泮、艾司唑仑、劳拉西泮、三唑仑、地西泮等，作用机制是苯二氮䓬类药物与苯二氮䓬受体结合发挥镇静、催眠、抗焦虑和肌肉松弛等药理作用。对于失眠伴焦虑且没有应用禁忌证的患者可以短期应用后逐渐减量，但治疗失眠不建议首选这类药物，因为这类药物主要增加浅睡眠，不增加深睡眠；而且此类药物有很强的肌肉松弛作用，容易导致跌倒，睡眠呼吸暂停的患者应用此类药物有呼吸抑制的风险，长期大量应用会导致记忆受损，同时也具有药物依赖性和成瘾性。非苯二氮䓬类药物（唑吡坦和右佐匹克隆等）无肌肉松弛和影响记忆力的不良反应，因此失眠药物治疗首选非苯二氮䓬类药物。

治失眠推荐的药物。目前，镇静催眠药主要包括非苯二氮䓬类药物、褪黑素受体激动药、促眠作用的抗抑郁药和食欲肽受体拮抗药。

非苯二氮䓬类药物包括唑吡坦（口服吸收好、不良反应轻，肝功能异常和老年患者应减量服用）、扎来普隆（起效快、作用时间短，适用于入睡困难型失眠的短期治疗）、右佐匹克隆和佐匹克隆（催眠作用迅速，可缩短睡眠潜伏时间，减少睡眠中觉醒和早醒次数，改善睡眠质量，适用于各类型失眠），成瘾性小，不会产生认知和精神运动功能障碍。促眠药物应在睡前服用，并避免驾驶车辆和操纵机器，以免发生事故。长期使用可产生依赖性，突然停药可出现戒断反应，对于有肝肾功能异常的患者，应严格在医生指导下服用，避免与其他中枢抑制药、镇痛药、酒精等同时服用。

褪黑素受体激动药，包括雷美替胺，参与昼夜节律的调节与维持，可改善时差变化引起的入睡困难、睡眠时相延迟综合征和昼夜节律性睡眠障碍。阿戈美拉汀具有抗抑郁、抗焦虑、调整昼夜节律及促眠作用。此类药物不宜应用于肝功能异常的患者。

具有促眠作用的抗抑郁药，如氟伏沙明、曲唑酮、米氮平等。

食欲肽受体拮抗药，如苏沃雷生、莱博雷生（国内尚未上市）。

如何规范应用镇静催眠药

应用镇静催眠药有四个方面需要注

意：①应用最小有效剂量；②间断用药（每周2～4次）；③短期用药(≤3～4周)；④逐渐停药，防止停药后复发。

避免与含酒精饮料、其他镇静催眠药、镇痛药、麻醉药、抗组胺药、单胺氧化酶抑制药和三环类抗抑郁药联合使用，因相互增效，可引起严重的过度镇静作用。

担心某些镇静催眠药成瘾而突然停药对吗？一些人担心服用治疗失眠的药物会成瘾，突然停用镇静催眠药，导致失眠加重，并出现焦虑等其他精神及躯体症状。建议患者在医生的专业指导下合理服用药物，短期间断用药，长期应用促眠药物时，不应擅自减量，更不能突然停药。

为何吃了镇静催眠药还是睡不好觉？随着生活压力增大，伴有失眠问题的人越来越多，当失眠问题出现时，只有一小部分人选择到专业机构就诊，大部分人选择自行购买镇静催眠药辅助睡眠，有的甚至长达数十年。

部分人自觉服用镇静催眠药后仍睡不好觉。失眠的原因有很多，如躯体疾病、打鼾、精神疾病等都有可能导致失眠，而单纯的镇静催眠药很难同时解决所有问题，因此即使服用镇静催眠药后仍不能入睡。

同时，镇静催眠药也分很多种，当伴有焦虑时，服用不伴有抗焦虑作用的镇静催眠药往往效果较差甚至无效；长期服用苯二氮䓬类药物会破坏正常睡眠结构，增加浅睡眠，减少非快速眼动睡眠，导致患者睡眠感缺失，自觉服药后睡眠无改善。此外，睡眠呼吸暂停等其他睡眠障碍也可导致失眠问题，服用有肌肉松弛作用的促眠药物后，可能加重睡眠呼吸暂停，频繁觉醒，导致失眠进一步加重。

因此，如服用镇静催眠药还是睡不好的患者，应尽早到睡眠中心进行评估，必要时进行睡眠监测，以明确失眠的病因，精准治疗。

儿童失眠怎么办？儿童失眠并不少见，表现为有充足的睡眠时间，反复入睡困难，睡眠维持和巩固困难，白天疲劳、注意力不集中、学习成绩差、易怒、白天思睡、缺乏主动、易犯错、紧张、头痛、胃肠道症状等时，需要警惕失眠。

建议在平时的生活中保持良好睡眠卫生：①每天固定时间睡觉和起床；②如果睡不着，不要强迫孩子去睡，等孩子有睡意再尝试去睡；③睡眠环境安静、凉爽，避免嘈杂；④适当锻炼身体；⑤睡前避免手机等电子产品；⑥避免刺激性食物，如咖啡、巧克力等。

如果睡眠习惯的调整仍无法改善失眠，需要及时就医，给予短期药物治疗，必要时做多导睡眠监测以进一步明确诊断和治疗。

Part 3 关于打鼾那些事儿

打鼾不能忽视

打鼾是睡得香吗？睡眠中打鼾，又称鼾症，俗称打呼噜。很多人都感觉打鼾是"睡得香"的表现，其实这是错误的，不但不是睡得香，严重者还可能会导致死亡。

打鼾的人，由于上呼吸道的塌陷狭窄和阻塞，呼吸过程中气流高速通过上呼吸道狭窄部位时，气流振动周围的软组织而产生声音，出现打鼾，当气道完全阻塞时，就出现了"喘着喘着就不喘气了"，也称阻塞性睡眠呼吸暂停低通气综合征（OSAHS）。睡眠呼吸暂停低通气综合征是睡眠呼吸障碍的最常见形式，指各种原因导致睡眠状态下反复出现呼吸暂停和（或）低通气，导致睡眠浅和频繁觉醒，第二天白天困倦，从而使机体发生一系列病理生理改变的临床综合征。

"谁不打呼噜，我打了这么多年也没事"，真是这样吗？打鼾不是没事，它正悄悄地危害您的身体健康。例如，打鼾的人鼾声时高时低，有时能够看到打鼾的人呼吸完全中断，严重者可以憋醒；打鼾的人还可发生盗汗、遗尿、睡眠相关行为异常等症状，影响夜间睡眠质量。正是由于夜间睡眠质量不好，白天出现晨起头痛、头晕、疲乏无力，同时还会打瞌睡，甚至有时开会、开车时都能睡着，从而引发意外工作事故、交通事故等。

打鼾反复发生可引起低氧血症、高碳酸血症，导致多脏器多系统损害，严重影响患者的生活质量和寿命，具体损害表现为：①心血管系统疾病，如可引起或加重高血压，引起冠状动脉性心脏病、睡眠相关性心肌缺血、心肌梗死，夜间发生严重心律失常，反复发作致左心衰竭，以及肺源性心脏病、呼吸衰竭、夜间哮喘等；②中枢神经系统疾病，可发生脑血管病，如脑血栓、脑出血、癫痫发作、痴呆、精神异常（焦虑、抑郁、行为怪异、性格变化、幻视、幻听）等；③代谢紊乱，如糖尿病、血脂异常、肥胖症、高代谢综合征等；④继发其他系统变化，如继发性红细胞增多症、性功能障碍、胃食管反流、小儿发育迟钝等。因此，打鼾频繁发作，建议尽早到医院进行睡眠呼吸暂停相关量表评估，必要时进行睡眠呼吸暂停筛查，及时诊断和治疗。

"累了"更容易打鼾。累了后打鼾，是由于劳累使日间体内能量消耗增多，能量代谢产物（如腺苷）增多，从而产生睡眠压力增加，中枢神经调节因素使咽部肌肉松弛，气道塌陷狭窄加重，导致打鼾和睡眠呼吸暂停加重。

哪些人群容易打鼾？打鼾患病率较高的人群包括肥胖（体重指数＞$30kg/m^2$）、男性、老年人、绝经后女性、酒精摄入、甲状腺功能减退、肢端肥大症、小下颌畸形、颈围＞40cm、难治性高血压、充血性心力衰竭、脑卒中，以及患有"腺样体肥大"的儿童等。

为何肥胖的人更容易打鼾？肥胖是打鼾的重要致病危险因素，超重和肥胖人群中打鼾患病率可达31%，远高于正常体重人群。

目前认为肥胖人群更易患打鼾的原因主要与上呼吸道局部解剖发生病理改变，导致咽腔塌陷性增加、肺容积减小和气道扩张肌肌张力调节机制障碍有关。

此外，向心性肥胖和腹部及咽壁的脂肪堆积在打鼾发病中扮演了非常重要的角色。

酗酒的人更易打鼾

张某，男，70岁，生日聚会时高兴，喝了几杯酒，早早就睡下了，结果张某妻子发现张某鼾声如雷，还一会儿喘气，一会儿不喘气的，吓得张某妻子没睡觉，观察了张某整晚。张某这是怎么了？

张某酒后打鼾加重，是因为喝酒和镇静药一样作用于抑制性 GABA 受体，降低上呼吸道扩张肌的张力，使上呼吸道发生塌陷阻塞，出现打鼾和睡眠呼吸暂停加重。此外随着年龄增长，吸气时肺膨胀对气道的牵拉作用会降低，老年人的气道更容易塌陷，导致打鼾和睡眠呼吸暂停加重。遇到类似情况，确实应该严密观察病情变化，及时筛查和治疗睡眠呼吸暂停。

打鼾为何男性多于女性？男性打鼾患病率高于女性有四种原因：①男性增重时多为向心性肥胖，因此更容易对肺容积造成影响；②雌激素和孕激素对女性睡眠呼吸暂停的发病有保护作用，育龄期女性体内高水平的雌激素可降低睡眠呼吸暂停的发病率，而雌激素水平减少是绝经后女性睡眠呼吸暂停患病率上升的主要因素；③男性气道可能较女性更长，因此更不稳定；④相当部分患者症状不明显或不典型，临床对女性睡眠呼吸暂停的诊断可能存在漏诊或误诊。

打鼾为何侧位睡时轻而仰卧睡时重？因为体位变化可以通过影响上呼吸道的结构和（或）重力对气道结构的作用方向进而影响气道阻力及塌陷性。例如，仰卧位时舌由于重力作用向后移位塌陷，造成舌后气道变窄，从而增加气道的阻力，使其易于塌陷阻塞，发生呼吸暂停或低通气。侧卧或俯卧位时，舌体向一侧或向前移位而对其后的气道影响较小，可以显著减少气道塌陷阻塞的机会；头部后仰可使颈部过度伸展，使气管向头侧移位，其拉长气道的效应可使上呼吸道纵向张力增加，从而显著减少上呼吸道的塌陷。

打鼾与高血压有关吗

郭某，男性，血压180/100mmHg，服用了3种降压药没有效果，血压还经常为170/100mmHg，郭某特别着急。一位医生建议他去睡眠科就诊，遂检查出阻塞性睡眠呼吸暂停。郭某感到很意外，按照睡眠科医生的治疗方案，带了呼吸机睡觉。一段时间后血压逐渐平稳，现在只吃一种降压药，血压130/90mmHg。

研究证实，打鼾是高血压的独立危险因素，血压变化除了受胸腔内压力波动的影响外，还与打鼾所致的间歇性缺氧、反复微觉醒和交感活动增强有关，会导致心率加快，血压增高。同时打鼾继发的病理生理变化激活神经内分泌系统，引起炎症介质释放、内皮细胞功能损伤，从而导致动脉粥样硬化发生，高血压进一步加重。

打鼾与脑卒中有关吗？打鼾与脑卒中有关，脑卒中风险可增加 2 倍。50%～70% 的急性脑卒中患者同时患有睡眠呼吸障碍。睡眠呼吸障碍既是脑卒中的病因，也是脑卒中的结果。

打鼾可引起高血压和血管病变，在睡眠呼吸事件发生时，心输出量下降、脑血管因缺氧和高二氧化碳、颅内压升高，减少 15%～20% 的脑血流量，这些病理变化与睡眠呼吸暂停易于导致脑卒中发病有关。

此外，脑卒中发病后，由于卒中而损伤脑的区域影响患者对缺氧和高二氧化碳的反应性，易于发生睡眠呼吸障碍。睡眠呼吸障碍可以是阻塞性睡眠呼吸暂停，也可以是中枢性睡眠呼吸暂停。

哪些疾病可引起或加重打鼾？打鼾可以继发于某些疾病或因某些疾病而加重。①内分泌系统疾病，如肢端肥大症、甲状腺功能减退、肾上腺皮质增生、垂体功能减退等。20%～42.6% 的肢端肥大症患者合并阻塞性睡眠呼吸暂停。甲状腺功能减退患者可出现上呼吸道软组织黏液性水肿，易发生上呼吸道阻塞；同时呼吸中枢对低氧、高二氧化碳刺激的敏感性下降，也可加剧呼吸暂停；②慢性心力衰竭，可通过交感神经系统刺激、液体潴留、循环缓慢等多种因素，引起中枢性睡眠呼吸暂停和阻塞性睡眠呼吸暂停；③颅面发育畸形，包括先天性小下颌畸形、腭裂 - 小颌畸形 - 舌下垂综合征等，由于患者固有口咽腔体积缩小和舌后区狭窄，常并发重度阻塞性睡眠呼吸暂停；④遗传病，如唐氏综合征、克鲁宗综合征、下颌骨颜面发育不全、淀粉样变性等；⑤其他，如继发于脑卒中、神经肌肉疾病、头颈部肿瘤等。

打鼾患者应避免使用哪些药物？打鼾的患者就诊时，要主动告知医生有"打呼噜"的情况，避免使用抑制呼吸的药物，常见的抑制呼吸的药物有：①阿片样物质：吗啡、阿片、可待因、复方樟脑酊、罂粟碱等；②苯二氮䓬类药物：地西泮、阿普唑仑、氯硝西泮等；③麻醉药物，使肌肉松弛，如利多卡因、普鲁卡因、地托咪定、复方氯胺酮等。这几种药物可抑制呼吸，影响呼吸节律，降低上呼吸道张力，降低机体对低氧、高碳酸血症的觉醒反应，加重气道狭窄阻塞，加重夜间低氧血症，从而加重人体各器官的损害。

打鼾患者日常怎样保健

- 打鼾患者应积极运动，控制体重指数（18~24kg/m^2），养成良好生活习惯。

- 避免吸烟、饮酒。吸烟能引起呼吸道症状加重，睡前饮酒加重打鼾、夜间呼吸紊乱及低氧血症。

- 合并失眠的睡眠呼吸暂停患者，避免应用具有肌肉松弛作用的促眠药，以免抑制呼吸，发生危险。

- 侧卧位睡眠，尤其是右侧卧位为宜，可避免在睡眠时舌、软腭、悬雍垂松弛后坠而加重上呼吸道阻塞程度。

如何判断自己是否存在打鼾

患有睡眠呼吸暂停的人会在睡眠过程中发生多次呼吸停止事件，打鼾是最常见的症状，但许多患者并不知道自己患病，除非室友或床伴告知。患者本人通常不知道自己打鼾，更不知道是否存在睡眠呼吸暂停。如果您有以下类似症状，那么很可能患有睡眠呼吸暂停：①白天过度思睡；②睡眠中不均匀鼾声；③睡眠中经常觉醒；④注意力难以集中；⑤记忆力下降。

打鼾治疗方法多，哪种更适用

患有睡眠呼吸暂停该怎么办？一旦知道可能存在打鼾，且白天出现思睡、情绪异常等问题，需尽早寻求专业的睡眠科医生就诊。医生会对患者进行一般的病史采集及体格检查，特别是进行上呼吸道结构检查，如怀疑存在睡眠呼吸暂停，需进行量表评估、睡眠呼吸暂停筛查和睡眠监测。睡眠监测是一种无创性检查，通过对监测睡眠过程中各项生理参数的评估，进一步诊断和治疗。

所有打鼾患者都适合用止鼾器吗？其实不是的，止鼾器适用于轻、中度阻塞性睡眠呼吸暂停和打鼾等成年患者，以及与手术或气道正压通气联合治疗重度阻塞性睡眠呼吸暂停患者。

止鼾器不能用于颞颌关节紊乱症、严重牙周病、缺牙过多、鼻塞、中枢性睡眠呼吸暂停的患者，因为止鼾器会对牙、颌骨产生作用力，导致牙颌形态改变，所以禁用于牙颌发育未完成的未成年人。

打鼾不能靠吃药治愈。吃药不能治好打鼾。造成打鼾的原因有很多，如果是鼻炎导致的鼻甲肥大，从而引起鼻腔在睡觉的时候过度狭窄，空气阻力很大，出现张口呼吸，这种情况下用一些治疗鼻炎的药物可以让鼻腔的呼吸恢复通畅，对打鼾有帮助。甲状腺素片对继发于甲状腺功能减退的睡眠呼吸暂停可能有效。如果是中枢系统导致的打鼾，需要在医生的指导下服用一些对中枢神经系统呼吸兴奋有帮助的药物。

到目前为止，在国际范围内尚没有一个公认的药物可以治疗打鼾。市场上宣传的一些用于鼻腔通气的药物虽然可以减轻鼾声，但不良反应很大，不是治疗打鼾的好方法，还是需要在正规医院进行治疗。

阻塞性睡眠呼吸暂停低通气综合征的治疗方法

①无创呼吸机正压通气治疗；②微创手术治疗、激光悬雍垂腭咽成形术等；③口腔矫正器治疗；④外科手术：腭咽成形术、舌骨前移扩大下咽气道术等；⑤使用睡眠枕；⑥避免辛辣食物，减体重，戒烟酒，侧卧睡眠，枕头高度适中，避免使用镇静药物等。

"打鼾不一定做手术，戴呼吸机就行"是错的。对于中重度打鼾患者，呼吸机是比较有效的治疗方法，但是呼吸机不能治愈打鼾，而且需要终身佩戴，而不是戴一段时间就能有成效。呼吸机只是一个辅助治疗的器械，相当于"气道支架"的作用，睡眠过程中，持续的气道内正压可以撑开气道内软组织塌陷的区域，保持上呼吸道开放，使睡眠时不再出现打鼾、憋气、呼吸暂停，甚至憋醒的现象。

当打鼾合并严重的鼻塞、扁桃体肥大、悬雍垂（小舌头）增大、肥厚的舌根，或者颌骨发育明显异常时，气道内压力很高，直接使用呼吸机治疗，需要用更高的压力来保持气道通畅，长时间在睡眠时接受这种高压力是很不舒服的，大多数人很难坚持，从而导致病情越来越重。这时需先到耳鼻喉科、口腔科等相关科室进行手术前治疗，再使用呼吸机治疗，能够达到理想的治疗效果。

当然，如果能够注重多锻炼，调节饮食，注

意减肥，戒烟酒，也可能呼吸机治疗一段时间以后，体重减轻到正常值范围，进而达到完全治愈而脱机。

居家佩戴呼吸机的注意事项。呼吸机由主机、湿化器、电源、管道、面罩及头带组成。佩戴呼吸机后应注意的问题如下：①面罩的密封性，适当调节面罩松紧度，避免漏气而影响呼吸机的效率；②面罩和管道要定时清水清洗；③湿化器的水容易滋生细菌，要每天更换，定期消毒；④若有上呼吸道感染症状或鼻腔堵塞严重时，建议不要强行戴呼吸机。

打鼾手术后的注意事项。打鼾的手术方法很多，如果是腭垂腭咽成形术（UPPP），建议术后7～10天少讲话，避免用力咳嗽，因为用力咳嗽可能导致创面新生的伪膜脱落，继而导致出血，一般手术10天后，出现继发创面出血的可能性就明显变小。

有些患者术后2周内甚至更长的时间会自觉

咽痛，但仍应积极进食、饮水。进食主要以温凉的半流质饮食为主，如肉末粥、碎菜粥、蛋花粥、面条汤、面片汤、馄饨、面包；蒸蛋羹、蛋花汤、卧鸡蛋；嫩豆腐、豆腐脑；果汁、果泥、果冻；西瓜、熟香蕉；菜泥、菜汁、嫩碎菜叶；各种肉汤、肉末、鱼片等。2 周后逐渐过渡到正常进食。

此外，要注意口腔卫生，及时刷牙，饭后漱口。创面基本恢复后，开始加强运动，控制体重，避免因为肥胖导致打鼾复发或加重。术后半年，应复查睡眠监测。

打鼾手术后恢复的时间。打鼾手术的恢复需根据手术的范围、部位和创面大小而定。例如，咽部的手术，单纯切除扁桃体一般需 1 周的时间就能恢复，而腭垂腭咽成形术一般需要 1～2 周才可以恢复，但如果是其他手术，如上颌骨和下颌骨的手术，恢复时间会更长。需要注意的是，手术创面恢复不等于手术效果达到最好的程度，通常手术后 0.5～1 年以上才能获得手术的最终效果。

为何手术后还打鼾？打鼾需多学科综合治疗，单纯手术疗效并非100%，如腭垂腭咽成形术（UPPP）的治愈率为40%。这是因为上呼吸道各个平面的狭窄均可导致打鼾的发生，许多打鼾患者可有鼻、鼻咽、口咽和下咽腔等上呼吸道多个平面的狭窄和阻塞。因此，单纯行一个层面的手术有时只能减轻原有症状，如术后原有的呼吸暂停、憋醒的症状消失，但打鼾症状仍然存在，或者原有症状减轻，但并不能完全消除打鼾症状。患者术后还要注意控制体重、加强运动，同时定期复查睡眠监测，若患者仍然合并明显的呼吸事件，如呼吸暂停、低通气、打鼾和乏氧，还需要借助呼吸机治疗。

打鼾手术前需要做哪些检查和准备

• 多导睡眠监测（PSG），用来明确每小时发生打鼾、憋气及呼吸暂停的次数，以及最低血氧饱和度、呼吸暂停的时间和频度，然后进行综合评估。

• 行上呼吸道计算机体层摄影（CT）或磁共振成像（MRI）检查，评估整个上呼吸道的结构，包括软组织和骨性结构的情况，帮助选择手术方式。上呼吸道CT可以扫描鼻腔、咽腔、软腭等部位，然后对扫描结果进行3D重建，观察重建的气道哪里狭窄，手术就针对哪里，即是不是鼻腔平面；是软腭还是舌；要不要动下颌；硬腭的骨性结构窄不窄；扁桃体要不要切除等。

• 纤维鼻咽喉镜检查，明确患者鼻腔、咽腔是否狭窄及是否有新生物存在，舌根是否肥厚、声带运动是否正常。

• 鼻镜检查，了解鼻腔阻力情况。

为什么打鼾的儿童也爱犯困？我们常用"鼾声如雷"来形容大人睡觉打鼾，以为只有大人才这样。实际上，在儿童中并不少见。症状轻一些的只在感冒期间出现，重一些的可见儿童每天晚上打鼾。有时候喘气还有停顿，整夜翻来覆去，有时候还尿床、患有睡行症。早上起床头痛、疲倦，上课时爱睡觉，注意力不集中，跟不上学习进度，情绪暴躁易怒，家长责备孩子懒。实际上这种情况可能是睡眠呼吸暂停，其中最常见类型是"阻塞性睡眠呼吸暂停"，常常是由于扁桃体或腺样体肥大引起的，越是肥胖的孩子越容易出现。所以，当孩子出现以上问题时，需要到耳鼻喉科、呼吸科或小儿神经科的睡眠中心就诊，及时进行检查评估，以免影响孩子学习、情绪、行为、面容和生长发育等。

儿童出现睡眠呼吸暂停时该怎么办？如果儿童睡眠中频繁出现呼吸短暂停止，而且影响夜间睡眠质量及白天学习，首先建议及时到睡眠中心就医，在睡眠室进行一晚睡眠监测，然后有针对性地治疗。如果存在扁桃体和（或）腺样体肥大，需要手术切除；如果不适合手术，也可做持续气道正压或双水平气道正压通气治疗。

　　家长要注意：①尽量避免儿童仰卧睡觉，如有症状，家长可适当协助调整体位，包括升高床头，使用侧卧枕头等寝具；②肥胖儿童则需要减轻体重；③积极处理咽喉部、鼻部的疾病，如果有哮喘或过敏性疾病，尽量避免过敏原刺激或进行脱敏治疗。

Part 4　睡得多未必是好事

　　并不是所有睡眠时间长的人都是健康的，有些过度睡眠（如中枢性过度睡眠、发作性睡病及躯体或心理疾病所致的思睡）是病，需要治疗。

　　中枢性过度睡眠是指不可控制的困倦和病理多眠，表现为病理性的睡眠时间延长（成人睡眠时间＞660分钟）和深度增加，有时难以唤醒或醒来后难以保持清醒。中枢性过度睡眠不仅降低患者的社会功能，影响患者的工作和生活，甚至可以导致事故威胁患者自身和他人的生命安全。

　　中枢性过度睡眠包括特发性过度睡眠、发作性睡病、周期性过度睡眠、继发于躯体或心理疾病的过度睡眠、继发于药物或毒品所致的过度睡眠、睡眠不足等。

发作性睡病

发作性睡病的原因。目前发作性睡病的病因不明，一般认为是环境因素与遗传因素相互作用的结果。研究表明，多基因遗传易感性、自身免疫因素和感染等影响了睡眠与觉醒相关神经环路的功能，导致发作性睡病的发生。病毒感染（特别是甲型 H_1N_1 流感病毒）可能诱发发作性睡病。8%～10% 的发作性睡病患者具有家族史。

发作性睡病的表现。发作性睡病的症状如下：①睡眠发作，不择环境、不可抗拒的日间睡眠发作为基本和首发症状。在各种活动，如进食、发言、驾驶车辆中突然睡意来袭，均不可抑制地即刻入睡；②猝倒发作，情绪激动时易诱发，突然全身肌张力丧失而跌倒，为时数秒或数分钟，意识清楚，随后肌张力恢复正常；③睡瘫，多在入睡或刚醒来时，意识清楚状态下，出现除眼外肌和呼吸肌外的身体不能活动，也不能言语，持续数秒到数分钟，可自行缓解；④睡眠相关幻觉，在入睡之初或觉醒之前出现鲜明的梦境样幻觉，以视听觉多见。

发作性睡病患者日常生活注意事项

- 发作性睡病患者应保持规律、充足的夜间睡眠；白天应有计划地安排小睡以减少睡意。

- 在择业方面应避免选择驾驶、高空及水下作业。

- 抑郁、焦虑在发作性睡病患者中常见，应给予有效的心理干预。

- 家长、老师需认识儿童日间思睡、猝倒发作和其他症状是疾病的表现，应对儿童表示理解，鼓励其采取积极的、健康的生活态度，学业负担不宜太重。

日间思睡

日间过度思睡是指在白天应该维持清醒的主要时段不能保持清醒和警觉，出现难以抑制的困倦欲睡甚至突然入睡，是许多睡眠疾病的主要临床表现。多在久坐、无聊或单调的环境中发生，严重者可以不分时间、地点，毫无预兆地酣然入睡（如在上课、开车，甚至走路时睡着），给患者的工作及生活带来很大影响，甚至酿成意外事故而危及自身及他人安全。

对睡眠障碍人们往往想到失眠，夜间入睡困难，但日间过度睡眠也是一种睡眠障碍，应该引起我们的高度重视。如果思睡发生在高空作业、开车等场合，可能会造成生命危险。因此，及早正确诊断和治疗过度思睡有重要的临床意义。

夜间睡眠不足会导致日间思睡吗？经常有家长带高中孩子来医院看思睡，说上课时其他孩子不困，只有自己家孩子困倦！结果一问，孩子每天夜里 12

点钟睡觉，5点多钟就要起床，每天睡眠时间不到6小时，孩子根本就是睡眠不足，不是睡眠过多！

那么睡眠不足，会导致日间过度睡眠吗？答案是肯定的，睡眠不足可发生在任何年龄和性别，青春期可能更常见。此时睡眠需求高，而社会压力大、学业负担及晚睡经常导致长期睡眠剥夺，易发生日间思睡、操作能力受损等。每个孩子所需的睡眠时间不同，一般6～8小时，如果孩子在周末多睡几小时后白天就不困，孩子的日间思睡困倦就有可能是由于睡眠不足导致的。

日间过度睡眠只是因为夜间失眠引起的吗？当然不是，因为有些人每天睡10小时，仍然感觉困倦。过度睡眠可能与睡眠呼吸暂停、不宁腿综合征、发作性睡病等睡眠障碍相关。此外，还与神经和精神科疾病相关，如代谢性脑病、脑卒中、脑肿瘤、免疫系统疾病、神经变性疾病等。一些镇静催眠药滥用、兴奋性药物戒断等也会引起日间过度睡眠。

Epworth 嗜睡量表（ESS）

姓名：＿＿＿＿＿＿　　性别：＿＿＿＿＿＿　　年龄：＿＿＿＿＿＿

联系电话：＿＿＿＿＿＿＿＿　　评定日期：＿＿＿＿＿＿＿＿

在近几个月内，你的生活中是否出现以下引起打瞌睡的情况，如果没有出现，请尝试填写其可能带给你的影响。0～3 的数值分别代表不同程度，请根据自身情况选择：

0= 从不打瞌睡；1= 偶尔会（少于一半的情形）；2= 很可能会（约一半的情形）；3= 经常会（很少能维持清醒）

情况	打瞌睡的可能（0～3）			
坐着阅读书刊	0	1	2	3
看电视	0	1	2	3
观看电影、话剧、音乐会或 　开会等，久坐于公共场所	0	1	2	3
乘坐汽车超过 1 小时	0	1	2	3
在环境允许时躺下休息	0	1	2	3
坐下与人交谈	0	1	2	3
不饮酒时午餐后安静坐着	0	1	2	3
遇堵车时停车数分钟	0	1	2	3

- Epworth 嗜睡量表（ESS）是用来自我评估日间思睡程度的工具。

- Epworth 嗜睡量表具体的内容建议引用，同时强调一下自测的注意事项，以便患者自行判断。

- Epworth 嗜睡量表目前已广泛用于思睡评估，其可从行为学角度对睡眠进行分级，让患者评价自己在不同的社会环境和更长时期内的思睡可能性。让患者评测在不同环境下对"打瞌睡"的欲望进行自我评价。综合评分 0～6 分提示正常，6～10 分提示思睡，11～15 分提示过度思睡，＞16 分表示危险性思睡。

- Epworth 嗜睡量表属于主观的自评量表，若结果＞11 分，建议进一步检查；若连续 24 小时睡眠监测，总的睡眠时间＞660 分钟，或者睡眠监测多次小睡的平均睡眠潜伏时间＜8 分钟都提示存在日间思睡。

　　白天总爱犯困的孩子是发作性睡病吗？发作性睡病可见于任何年龄，大部分在几岁到十几岁发病，1/3 的患者在 15 岁前出现症状；成年人发作性睡病应注意是否继发于神经系统疾病。该病最常见的症状是白天睡眠过多，睡意不能控制，坐在教室上课、读书或坐车时容易发生，晚上睡很长时间，白天仍觉得很困。有的父母认为是孩子懒惰，不知道孩子是病了。当白天睡眠发作时，需要注意病理性过度睡眠。也有的患者在大笑、生气、恐惧时，会突然无力甚至摔倒，有些患者仅表现为眼肌无力和吐舌等，并不摔倒；50%的患者会出现睡觉前幻觉，夜间频繁觉醒，睡眠中噩梦喊叫，早晨醒来时身体无法活动等。当出现这些情况时，需要警惕发作性睡病，需要到睡眠中心进行多导睡眠监测和多次小睡潜伏期试验来帮助诊断，同时需要进行人类白细胞抗原（HLA）及脑脊液下丘脑分泌素检测，进一步明确诊断。

患上发作性睡病该怎么办

• 非药物治疗方面：①保持良好的睡眠卫
生习惯，良好的睡眠卫生习惯可有效缓
解日间过度思睡（EDS）、减少共病和
提高治疗依从性；维持有利于睡眠的环
境（如房间安静，光线、温度适宜等）；
保持规律的睡眠觉醒节律；避免睡眠剥
夺；保证充足高质量夜间睡眠，夜间睡
眠时间≥6小时，条件允许时适当延长；
避免不当使用镇静催眠药；加强体育运
动，管理体重；②规律小睡，日间规律
小睡可以改善主观和客观的过度思睡症
状，每日安排特定时间小睡2～3次，
每次15～20分钟。对学龄期患者，应
重视午休的重要性，幼儿发作性睡病患
者需要相对较长时间的小睡才能获益；

③发作性睡病患者发生交通和职业事故的风险增加，患者在择业方面应避免驾驶、高空及水下作业等高危工作；④社会心理支持和认知疗法，通过社会家庭支持，在患者的学习、工作、生活等方面给予理解，家长、老师应对患儿表示理解，鼓励其采取积极、健康的生活态度，学业负担不宜太重，允许患者根据日间小睡时间安排学习与工作任务，减少患者由于过度担忧造成的心理负担。

- 药物治疗方面：可以应用哌甲酯、莫达非尼、替洛利生、γ-羟丁酸钠、文拉法辛、氯米帕明等，需要在有资质的睡眠中心专科医师指导下应用。

复发性过度睡眠

复发性过度睡眠，又称 Kleine-Levin 综合征或睡美人综合征。青年起病，男性多见，周期性发作，该病主要表现为反复发作的严重思睡伴认知、精神和行为异常，发作间期功能状态正常。发病早期间隔时间短、反复次数频繁，伴有贪食、多睡、性欲亢进。随着年龄增长，发作持续时间、严重程度和频率均减少，甚至不再发作，一般患者的病程中位数是 14 年。

Part 5　昼夜节律相关睡眠障碍，睡与醒的反转

何谓昼夜节律障碍？个体的睡眠觉醒节律与内在的生物钟保持一致才能获得好睡眠。全球脑健康的研究结果显示，53% 的人能够保持规律睡眠，34% 的人在睡前接触电子产品。昼夜节律相关睡眠障碍是指因昼夜时间引导和维持系统的改变，或者内在昼夜节律与外部环境不同步所致的睡眠障碍。

昼夜节律障碍分为三大类：①内在昼夜节律障碍，包括睡眠 – 觉醒时相延迟、睡眠 – 觉醒时相提前、非 24 小时昼夜节律相关睡眠障碍、无规律性昼夜节律相关睡眠障碍；②外在昼夜节律障碍，包括时差相关睡眠障碍和倒班相关睡眠障碍；③非特殊昼夜节律相关睡眠障碍。

昼夜节律障碍的危害。昼夜节律障碍增加心脑血管病、胃肠疾病、认知障碍、代谢障碍、癌症及精神心理疾病的风险，可致精神、躯体、职业、社会和教育功能受损，增加个人及公共安全隐患。

熬夜打游戏白天不愿起，越睡越晚、越起越晚怎么办？每个人的睡眠需求量都是一定的，熬夜后入睡时间后移，为了满足睡眠需求白天自然不愿意起床，就会形成不良的生物节律。长期的昼夜节律紊乱势必影响其健康，容易导致精神心理疾病发生。这种情况发生时建议重新调整睡眠时间，制订与日常工作和社交相一致的入睡和起床时间，并要严格遵守，同时避免日间卧床和小睡；要进行一定的运动，并在晨起时接受充分光照。在改善睡眠行为习惯的同时，可在晚间入睡前1小时口服低剂量的褪黑素，纠正节律紊乱。对于儿童青少年家长，要耐心并长期坚持引导孩子养成正确的生活习惯，多与孩子一起进行户外活动，培养积极乐观的生活态度，形成良好的奖励机制，当孩子从正确的生活方式中获得快乐和健康时，会改掉熬夜沉浸在网络的情况。除10—20岁的年轻人群常见外，在盲人中也很常见，每天的入睡和起床时间都会比前一天晚1～2小时，患者常常感到夜间入睡困难，早晨起床困难，同时白天还伴有瞌睡，会影响到日常工作和社交，在医学上这种睡眠障碍称为非24小时昼夜节律相关睡眠障碍。

何谓睡眠拖延？当人们完成了一天的工作、学习、家务、照顾孩子等诸多烦琐的事情之后，总算在夜晚有了一些属于自己的时间，可以恢复身心的充实平静，所以经常会享受这段美好的时间来做些补偿自己的事情，不愿睡觉、熬夜，形成睡眠拖延。睡眠拖延的人自控力低，导致工作效率下降，身心疾病的患病风险增加，应通过睡眠认知、自我时间管理和压力调整来解决睡眠拖延。

如何改正晚睡晚起的习惯？晚睡晚起的情况在青年人中比较常见，严重者可以表现为凌晨入睡，午后起床，医学上称为睡眠－觉醒时相延迟综合征，起因多与心理因素、客观环境压力或不良的睡眠习惯有关。晚睡晚起的睡眠如果是为了和自身工作生活保持一致而形成的，清醒期又没有不舒适的感觉，可以不做特殊治疗；但是如果这种睡眠方式影响了正常的工作和生活，则需要调整到正常的入睡时间（参考时间：22:00—次日6:00）。

首先，应设定规律的新的入睡和起床时间，其他时间要避免卧床和小睡，应避免饮酒及咖啡等刺激性饮料，尤其是16:00以后，工作、聚会、运动等均应在入睡前（≥3h）结束。

其次，10 000勒克斯的室外光照（>30分钟）或2000～2500勒克斯的室内光照（2小时），有利于入睡时间前移。每日睡醒后的1～2小时的光照，尤其以室外日光照射，有利于使入睡时间提前，而入睡前或下午 4:00 以后要避免光线的照射，尤其避免睡眠前长时间浏览手机等习惯。对于实际入睡时间与目标入睡时间相差太远的患者，也可以采取分步后移的方法，如每 2～5 天把入睡时间向后推移 3 小时，直到达到目标入睡时间为止，该方法对儿童青少年有明显疗效。

在习惯性睡眠时间的 5～7 小时口服褪黑素片 0.3～5.0mg。同时，积极治疗和干预其他睡眠或精神障碍。

老年人如何避免过早入睡及夜间早醒。过早入睡、半夜早醒在老年人中较为常见，典型的可表现为晚间 6:00—7:00 上床睡觉，凌晨 1:00—2:00，甚至更早醒来，醒后辗转反侧不能再入睡直到天亮，患者抱怨最多的是傍晚困得不行，夜间又醒得太早，躺在床上很苦恼甚至胡思乱想，白天昏昏沉沉但又睡不着，这种情况在医学上称之为睡眠 - 觉醒时相提前。如何避免和纠正过早入睡夜间早醒？①早晨要避免强光照射，午间可以小睡 30 分钟，鼓励在晚间进行散步等适当活动，尽量推迟晚上上床时间；②重新制订作息时间（参考入睡时间为 22:00—23:00，起床时间为 5:00—6:00），如果难以一步到位，可以逐渐后移入睡时间，如每周向后推迟 0.5~1 小时入睡，到达既定入睡时间后，严格遵守。用闹钟帮助提醒上床和起床时间，夜间不要看表；③定时进行光照（光照仪最佳，如果没有可以用较强的相当于太阳光的灯光），在每晚 7:00—9:00 进行 2 小时光照；④对于通过以上方式调整仍然存在比较严重的早醒者，在专科医生的指导下可以使用助眠药物。

长期倒班，如何改善睡眠？长期倒班的人容易出现睡眠问题，最常见的是日间轮休时瞌睡、疲惫、入睡困难，夜间早醒多醒，整体睡眠缩短。改善这种情况可以从六个方面做起：①合理调整睡眠时间，重视充分的光照，还要避免滥用兴奋性或催眠作用的饮料或药品，推荐顺时针的倒班顺序，即从白班、傍晚班到夜班；②有计划地小睡，在夜班工作 2～3 小时前小睡 1～2 小时，如夜班中间有休息时间也可小睡 20～30 分钟，以保证工作安全；③定时光照，夜班工作中尽量接受光照（2500～9500 勒克斯），在工作结束前 2 小时，以及下班后的早晨要避免光照，这样可以避免夜班后在日间补充睡眠时出现入睡困难；④如果有睡眠质量不佳和持续时间过短的情况，可在睡前 30～60 分钟口服褪黑素 0.5～10 毫克；⑤如果存在严重的入睡困难时，可在专科医生的指导下间断口服右佐匹克隆（1～3 毫克）、唑吡坦（5～10 毫克）等短效助眠药物，要避免自行乱用药物；⑥在上班前服用咖啡因或莫达非尼 200 毫克、阿莫达非尼 150 毫克，可以治疗工作期间的思睡，提高工作效率。

如何短时间完成倒时差？长时间的远距离飞行后，由于跨越时区，会出现日间瞌睡疲惫，工作效率下降，夜间入睡困难、易醒、早醒等情况，同时可伴有全身不适、头昏耳鸣、食欲不振等。

这是由于原来的作息习惯与目的地作息时间不一致，适应的过程被称作倒时差。如何在短时间内倒好时差呢，需要做好六个方面：①提前到达目的地，预留适应时间；②出发前要充分休息，避免熬夜缺觉；③出发前有计划地把睡眠、吃饭的时间向目的地时间靠近，向东飞行每晚提前 1 小时睡眠；向西飞行，推迟 1 小时睡眠，提前适应；④旅行开始立即把手表调整至目的地时间，从旅途开始就按照目的地当地时间睡眠、起床、进食，即便开始会有不舒适也要坚持；⑤调整光照时间，向东飞要在起床时接受充足光照，向西飞要在入睡前接受充分光照；⑥睡前 1 小时口服褪黑素（0.5～5 毫克）或褪黑素受体激动药（1 毫克）、右佐匹克隆（1～3 毫克）、唑吡坦（5～10 毫克）等短效助眠药物帮助入睡。咖啡因、阿莫达非尼（150 毫克）可改善思睡和疲劳。

Part 6　伤人又伤己的异态睡眠

异态睡眠是指入睡时、睡眠各期及睡眠－觉醒转换时发生的一组异常动作、行为、情绪或事件。这些异常行为可能导致自伤或伤及同床者、觉醒和社会心理问题。

异态睡眠分为非快速眼动异态睡眠和快速眼动异态睡眠两种。非快速眼动异态睡眠，包括意识模糊性觉醒、睡惊症、睡行症和睡眠贪食症，这些异常行为的发生与大脑皮质从深睡眠中不完全性觉醒有关；快速眼动睡眠行为障碍是快速眼动睡眠异态睡眠常见的类型，与脑桥快速眼动睡眠相关神经元功能异常有关，还包括头部爆震感综合征、睡眠相关的幻觉、梦魇、遗尿、呓语症等。

如何识别睡眠后的错乱觉醒

有的家长反映，孩子睡着后，前半夜总会坐起，还自言自语，第二天回忆不起来。其实，这种现象叫错乱觉醒，5 岁以下的幼儿最常见，这个年龄段可能会有 1/5 的孩子出现这种情况。常常发生于入睡后 1.5～3 小时，也可出现于早晨将醒时。孩子通常会从床上坐起来，有时会说着"不"或"走开"之类的话，任何安抚均无效果，一般持续 5～30 分钟，基本不会离开床，整个过程并不激烈，也无出汗、面部发红等表现。第二天早晨醒来，不影响精神，孩子也不记得发生过什么。若孩子频繁出现这种情况需要到小儿神经科诊治，给予睡眠卫生指导。

孩子夜间大喊大叫是怎么回事

有一部分孩子，夜间会突然坐起、大喊大叫、又哭又闹、手足乱动、烦躁、惊恐，常常伴有脸红、出汗、心搏加速等，对父母的安抚无反应，10～15 分钟后又自己入睡，第二天什么也不记得。这种情况叫作睡惊症，也称为夜惊症，4—12 岁儿童最常见，青春期前逐渐减少并消失，男孩多见，有家族遗传倾向，常在入睡后 0.5～2 小时发生。如果每月发作 1～2 次，不需要检查，也不需要治疗。但如果发作频繁，需要到小儿神经科睡眠中心进行夜间多导睡眠监测，并接受睡眠卫生指导和相关治疗。

睡行症

睡行症，又称梦游症，其实绝大部分的睡行症是没有梦的。普通人群中的发病率为 1%～15%，儿童高达 17%。发作频率不定。首次发作多在 4—8 岁，高峰年龄在 8—12 岁，一般在青春期后自然消失，在成人阶段发病者少见。有一定的遗传倾向。发生于入睡后的前2～3小时，典型临床表现为患者睡眠中下地，活动后又上床睡眠。时间持续10～30分钟，表现为徘徊，也可进行一些复杂动作，如大小便、穿衣、进食、打扫卫生、开门、上街、开汽车、外出游逛，少见一些不恰当的行为，如向垃圾篓里小便，严重的发作表现为孩子在家中四处走动、活动剧烈，烦躁，有时会变得非常暴力。

发热、过劳、情绪紧张、饮用含咖啡因饮料、甲状腺功能亢进症、偏头痛、脑损伤、脑炎、脑卒中等增加觉醒的疾病、药物、遗传都可使睡行症的发作频率增加。内部刺激（如膀胱充盈）或外部刺激（如噪声、光线）也可诱发睡行症。发作期间可造成躯体损伤，睡行症发作期间的杀人或自杀行为已有报道。睡行症发作时，意识不完全清醒，不具有行为能力。

建议患者规律作息，心情愉快，排空膀胱、避免饮酒可能减少睡行症的发生。此外，在睡行症发作时，不要试图唤醒患者，应注意保护，避免危险与伤害，尽可能引导患者上床睡眠或卧床，应做好安全防范措施，如移走房间内具有潜在危险的物品、卧室应尽量安排在底楼、锁好门窗、安装报警器等。必要时应使用中效或长效苯二氮䓬类药物干预（如氯硝西泮等）。

人在睡行症时被叫醒真的会发疯吗？睡行症是指人体在睡眠状态下自行下床、行走，而后再回到床上继续睡觉的现象。儿童睡行症出现的概率为 1%～17%，4% 的成年人发生睡行症。睡行症发生在非快速眼动睡眠的深睡眠期，此时人们处于无意识的状态，可能做出一些危险的动作，导致意外发生。发作时尽量注意保护，从房间内或床上移走危险物品，尽量引导其回到床上，如果发现家人有睡行症，要及早干预，以免发生危险。预估患者可能发作时，及时叫醒患者，是有效的方法。频繁出现的睡行症与心理问题需要到医院进行进一步诊断和治疗。

儿童前半夜发生异常行为的原因是什么？觉醒障碍、睡惊症和睡行症，均属于非快速眼动睡眠异态睡眠，常发生于夜间睡眠的前 1/3 阶段（前半夜），往往单个或多个症状一起出现。可能的原因如下：①遗传，一些孩子的家长在儿时往往也有类似的情况，遗传倾向比较明显；②共病，如阻塞性睡眠呼吸暂停、胃食管反流、哮喘等，由于共病原因，孩子容易睡眠觉醒，但又不能完全觉醒；在反复出现睡行症的孩子中，阻塞性睡眠呼吸暂停发病率甚至高达 50%～60%；③睡眠剥夺和发热，也是很常见的原因；④年龄，其中儿童期最常见，青春期后会逐渐缓解；⑤心理因素，如一些突然与家长分开的孩子，易分离焦虑，或者平时易紧张的孩子及家长看管很严厉的孩子易发生异态睡眠。

前半夜的睡眠障碍问题，家长怎么办？觉醒障碍、睡惊症和睡行症，虽然是 3 个病名，但都属于异态睡眠这一大类疾病，如果发作不频繁，每个月少于 2 次，不影响白天精力及活动，不需要检查和治疗。这是一种良性、自限性疾病，通常会在 1～2 年自行缓解。父母在家里需要放下焦虑，查找原因，然后尽量去避免睡眠剥夺；发作时，不要去控制或叫醒孩子，只要保护好孩子不受伤害即可，否则往往适得其反。对于发作频繁者，也可以尝试预期唤醒法。父母先记录睡眠日记，掌握孩子发作的规律，然后在发作开始之前 15～30 分钟暂时唤醒孩子，孩子再睡着时就不会再次发生异态睡眠。规律叫醒 2～4 周，有的孩子夜惊症就基本消失了。但如果发作频繁，需要到小儿神经科行夜间多导睡眠监测进行评估，接受睡眠卫生指导，部分孩子需要口服药物治疗。

睡眠中惊醒就是睡惊症吗？睡惊症常于青春期前起病，高峰年龄为 5—7 岁，青春期后渐趋停止，是指突然从非快速眼动睡眠中觉醒，发生于夜间睡眠前 1/3 的非快速眼动阶段，表现为令人毛骨悚然的尖叫或哭泣、严重的恐惧感，典型的还会呈现意识错乱、出汗、心动过速。患者通常会从床上坐起，难于或不能与之交流，事后对事件部分或全部遗忘。应激、发热、睡眠剥夺，以及摄入大量咖啡因、非快速眼动睡眠反弹（呼吸机正压通气治疗阻塞性呼吸暂停），均可导致睡惊症的发生。

睡惊症需要与夜间惊恐发作、梦魇鉴别。夜间惊恐发作表现为在夜间入睡前或觉醒后突然出现惊恐不安，有大祸临头或濒临死亡的感觉，伴随一系列交感神经功能亢进的表现，如头昏、心慌、气急、手足发凉、血压升高等，持续数十分钟，发作时意识完全清楚，发作后能够回忆发作过程。常伴有日间惊恐发作，为焦虑障碍的一种表现。

梦魇常常发生在一个内容恐怖且长而复杂的梦境之后，表现为从睡眠中突然惊醒，伴有强烈的恐怖焦虑等情绪体验，醒后意识清楚，能生动详尽地回忆梦的内容，发生于夜间睡眠后 1/3 的 REM 阶段。

梦魇

梦魇又称梦境焦虑障碍，因醒后能清楚回忆梦中情况，同时伴有强烈的恐怖焦虑等情绪体验，并害怕再次陷入类似梦境，引起情绪认知障碍。值得注意的是，强烈焦虑、创伤性事件、昼夜节律紊乱、睡前观看恐怖电影、睡眠姿势不当或躯体不适、药物可能诱发梦魇。睡眠监测可见发作时于 REM 期突然觉醒，心率和呼吸可轻度加快。在抑郁症患者中，频繁发生梦魇者存在明显的自杀倾向，应该重视无明显诱因下，频繁出现的梦魇，查找病因，进行认知行为和心理治疗。

孩子会做噩梦吗？孩子会做梦，有的孩子还会做噩梦。常发生在凌晨，夜间睡眠后 1/3 段，也就是快速眼动睡眠期，会做一个很长且生动真实的梦，内容离奇复杂，甚至恐怖，让人不安、焦虑、恐惧、愤怒、尴尬和厌恶等，想去挣扎，但又喊不出、跑不动。在3—6岁的儿童中多见，小一点的儿童只能简单描述，语言表达能力好的大孩子则描述更详细。梦魇障碍持续时间通常很短，醒来后难以继续入睡，多见于遭受（精神）创伤后应激障碍的孩子，如被施暴、家庭变故或与家人分离等，也见于睡前阅读、观看恐怖故事、影像，还有一些与睡眠姿势不当有关。如果反复出现，需要到小儿神经科检查，但一般无须检查睡眠多导图，而更主要的是评估孩子的心理状态，特别是焦虑水平，找出原因，并注意鉴别伴有REM相关行为异常的发作性睡病，治疗上需消除不良刺激，较少需要药物治疗。

快速眼动睡眠行为障碍是什么病

快速眼动睡眠行为障碍（RBD）是临床常见的REM期异态睡眠，是一种以伴随梦境出现肢体活动为特征的睡眠疾病，发作时常出现暴力行为，可造成自身及同床者伤害。RBD 多见于老年人，男性多于女性，常常发生在睡眠的后半段。发生频率不一，每晚均可发生。RBD 典型临床表现是睡眠期间出现不同程度的肢体动作甚至是暴力行为，如殴打同床者，甚至下床活动、伤人或毁物，动作比较粗暴、猛烈，如拳打、脚踢、翻滚、跳跃、呼喊、反复坠床等，患者在清醒后可清晰回忆梦境内容。RBD 最显著的电生理特征为 REM 期骨骼肌弛缓状态消失，RBD 被认为可能是突触核蛋白病的早期症状和预警症状。

治疗首先要为 RBD 患者提供相对安全的睡眠环境，如地板上放置床垫、软物包裹家具边角、睡前移去潜在的危险物品等，分床睡，以避免伤及同床者。氯硝西泮、褪黑素、褪黑素受体激动药是治疗 RBD 的有效药物。普拉克索治疗 RBD 也有一定疗效。

经常睡眠中起床吃东西也是病

睡眠贪食症是指在睡眠觉醒期间反复出现无意识的进食和饮水，醒来后不能回忆，可发生在睡眠周期的任何时间，患者可能进食讨厌的食物或有毒的物质，或使用微波炉加热食物等复杂行为，在发作期间如果受到打扰常表现易激惹和激越。睡眠贪食症患者可能造成失眠、腹胀、上消化道撕裂、烧伤、肥胖、糖尿病、高脂血症、抑郁等。有人认为这是另外一种睡行症。治疗上注意安全防护，尖锐器具和天然气、烤箱、微波炉等上锁。必要时，可使用 5- 羟色胺选择性重摄取抑制药（SSRI）、多巴胺、苯二氮草类药物和托吡酯等治疗。

6 岁儿童经常尿床是怎么回事儿

睡眠遗尿症指当生理发育已经超过了能够正

常控制膀胱功能的年龄（5—6岁），睡眠期间反复发生无意识排尿，且每周发生≥2次，睡眠中无连续6个月不尿床的记录。

原发性睡眠遗尿症是指在没有泌尿系统和神经系统疾病的情况下，始终未能建立正常的夜间控制排尿的能力，占全部遗尿症患者的90%；继发性睡眠遗尿症占10%，如尿路感染、阻塞性睡眠呼吸暂停和情绪刺激等，特别是阻塞性睡眠呼吸暂停有继发遗尿的可能，做梦与尿床的关系报道不一，典型的梦境是遗尿发生时梦见自己正在上厕所。

家属应对患者安慰鼓励（如贴贴纸、送小星星，持续3～6个月），消除遗尿后相关的内疚感，避免惩罚，减少夜间液体摄入量，进行膀胱功能训练，合理安排患儿白天的活动，避免过度疲劳及精神紧张。睡眠遗尿症去除诱因后，给予针对性治疗，如生物反馈、遗尿报警器或药物治疗（去氨加压素）等。

何谓头部爆震感综合征

头部爆震感综合征以夜间入睡或醒来时突然出现客观不存在的响亮声音或头部猛烈的爆震感为特征的疾病。相关的声音包括无痛性的巨响、爆震感、枪声或炸弹爆炸声，偶尔为小的报警声，事件发生后患者立即醒来，通常伴有惊吓感，发作时不伴有显著的头痛。所有年龄均可发病，中老年多见，通常女性多于男性，为良性病变，过度疲劳或处于应激状态时，发作次数会增加，一般不需要特殊治疗，影响睡眠时，可以进行放松训练，必要时可以应用苯二氮䓬类药物、氯米帕明、氟桂利嗪和托吡酯治疗。

睡眠时出现幻觉怎么办

睡眠相关幻觉是指入睡时或从睡眠醒来时出现的幻觉体验，主要为幻视，也包括听觉、触觉及运动现象的幻觉。常见于年轻人，女性多见。低龄、药物滥用、饮酒、焦虑、情绪障碍、失眠和睡眠不足及发作性睡病患者中很常见。睡眠相关幻觉通常表现为复杂、生动、相对静止的人或动物图像，有时形状或尺寸存在扭曲，当患者完全醒来后认为幻觉是真实的而感到恐惧。夜间复杂幻视的患者可能突然惊恐地从床上跳起，有时会伤到自己。目前尚无特殊治疗措施，多采用对因、对症、认知行为综合治疗，文拉法辛、氯米帕明和氟西汀可能有效。

爱说梦话需要治疗吗

说梦话的专业名称为"呓语症"，是指在睡眠中无意识地讲话或发出声音，清醒后不能回忆。呓语症非常常见，50%的儿童有呓语症，成人患病率为5%，呓语症可见于任何年龄和性别的人群，但女性比男性多见。

部分呓语内容可能与心理因素有关，他人反映自己睡眠时出现讲话或发声，都可以称之为呓语症。健康人群可出现偶然的呓语，频繁呓语可见于儿童神经系统发育异常，成人起病的呓语可伴发精神心理疾病，睡眠各期均可以发生，可以合并如睡惊症、意识模糊性觉醒、快速眼动睡眠行为障碍等疾病。某些夜间癫痫的患者也可以出现发声，通常与喉肌痉挛有关，可伴有部分或全身癫痫发作，需要做睡眠监测和长程脑电图检查来判断。呓语症通常预后良好，大多数不需要药物治疗。必要时可以进行心理行为学调适、缓解压力、调理营养、增加锻炼等。但若为某些心理、躯体疾病的反应或与其他睡眠障碍合并出现，则应进行相应评估和治疗。

"鬼压床"是怎么回事

俗话说的"鬼压床"通常发生于入睡或觉醒

的过程中，表现为意识清楚，但不能说话、睁眼、发声和移动四肢、躯干、头，自觉全身处于麻痹状态。这种情况在医学上称为睡瘫，又称睡眠麻痹，俗称"鬼压床"，是指从 REM 期唤醒时出现意识的觉醒和肌肉失张力持续存在的一种分离状态，表现为睡醒后发生的肌肉短暂的不能进行随意运动，但意识清楚。睡瘫症最常见于青少年或青年时期，但一生中均可发病，普通人群终身患病率为 7.6%，精神病患者为 31.9%。发作频率为一生一次到一年多次，睡瘫通常持续数秒或数分钟后自行消失，或者在外界刺激下消失（尤其是另一个人对患者讲话、碰触或移动等刺激），或者通过自己的努力挣扎后觉醒。一般不需要特殊治疗。养成规律睡眠习惯，将有助于减少睡瘫症的发生。如果反复发生应警惕以睡瘫为主要表现的发作性睡病。

Part 7　睡眠中也会发生运动障碍

　　睡眠运动障碍是指一系列干扰正常睡眠和入睡的简单、无目的性的刻板运动，干扰患者睡眠和日常生活、工作的睡眠障碍。睡眠运动障碍包括不宁腿综合征、周期性肢体运动障碍、睡眠相关腿痉挛、睡眠磨牙症、睡眠相关节律性运动障碍、婴儿良性睡眠肌阵挛、入睡期脊髓固有束肌阵挛等，睡眠运动障碍易影响睡眠的连续性，导致焦虑抑郁及自主神经功能障碍，需要进行神经生理学评估，以及药物和非药物干预治疗。

不宁腿综合征

　　什么是不宁腿综合征？不宁腿综合征的患者以强烈的运动冲动为特征，伴有或不伴有下肢不适，不包括瘙痒感、烧灼感、针刺感、酸痛感等，有时也会影响上肢或腹部，单侧或双侧都可以出现。这种不舒服的感觉主要发生在休息或不活动时，尤其在晚上或夜间出现，导致患者需要活动下肢，活动后不适感可完全或部分缓解，但停止活动后常常会再次出现，这样会导致患者出现入睡困难、睡眠不足、疲乏、焦虑等，极大影响患者的工作及生活。

不宁腿综合征可分为原发性和继发性两种类型。原发性不宁腿综合征病因不明，常有家族史。继发性不宁腿综合征最常见的原因是铁缺乏、慢性肾衰竭、叶酸和维生素 B_{12} 缺乏、妊娠、糖尿病、周围神经病、药物（镇静药、抗抑郁药等），另外摄入过多的咖啡因、烟草、酒精也会导致不宁腿症状。

不宁腿综合征有哪些注意事项？首先要保持良好的心态，不良情绪、疲劳、紧张等会加重不宁腿症状；其次要合理安排工作生活，因为不宁腿症状可出现在日间静止休息时，所以当在会场开会、影院观影或乘坐火车、飞机时要尽量选择邻近通道位置，这样可以方便活动腿部；另外要养成良好的睡眠作息，睡前进行肢体按摩、适度活动，停用可以诱发不宁腿综合征的药物和食物，如镇吐药、镇静药、抗抑郁药，避免烟酒及含有咖啡因的食物等。

总想活动腿部是否就是不宁腿综合征？许多疾病会出现想活动腿部的情况，如最常见的夜间腿肌痉挛，主要在夜间突发肌肉疼痛，通过伸展腿部、走动等可缓解，有明显肌肉疼痛，常可触及痉挛肌肉包块，疼痛缓解后包块消失；焦虑症也可以出现活动肢体愿望，但多伴有担心、紧张、不安、急躁等，无昼夜变化规律，活动后通常不能缓解；关节炎有时出现活动关节情况，但常伴有活动受限等，需要与不宁腿综合征进行鉴别。

不宁腿综合征患者应戒烟酒，减少摄入含咖啡因的刺激性食物，适量运动，还可以配合理疗、按摩等。继发性不宁腿综合征的患者应积极治疗原发病，如患者转铁蛋白饱和度≤45%，首先要补充铁剂。另外要停用诱发不宁腿综合征的药物。在病因治疗和补充铁剂后仍然不能缓解症状的可加用药物对症治疗，这样可以保证患者睡眠充足，提高生活质量。一般首选多巴胺受体激动药，剂量应该从小量开始，逐渐加量到可以控制症状。如症状严重可以到医院进行认知行为治疗，并在医生指导下调整药物。

　　孕妇为什么容易出现不宁腿综合征，应如何处理？孕妇容易出现不宁腿综合征的原因可能是叶酸和铁缺乏，尤其在妊娠的第7—9个月，通常情况下，在分娩数周后症状可自行缓解，症状轻的患者一般不需要治疗。严重的不宁腿综合征可以导致睡眠障碍，有可能会继发早产等，但是由于药物对孕妇和婴儿可能会有影响，所以此时患者需要到医院就诊，在权衡利弊后选择适当的治疗方案。

周期性肢体运动障碍

别人发现我晚上睡觉腿和脚趾一抽一抽的是怎么回事？一些人睡觉时，同床人会发现其腿或脚趾向上一抽一抽的，有时踝关节和膝关节也跟着动，另一条腿也会表现一样，停一会儿后又会发作。这种情况在睡眠中多次发作，本人不知道，但第二天会感到疲乏、精神不佳等。

这种情况可能患有周期性肢体运动障碍（PLMD），它是指在睡眠时出现的周期性反复发作、高度刻板的肢体运动所导致的睡眠障碍，且这些运动症状不是继发于其他疾病。典型表现为大脚趾伸展，常伴有踝关节、膝关节部分性屈曲，有时也可出现髋部屈曲，也可出现在上肢。由于这种活动较常出现在下肢，通常被称为"周期性腿动"。睡眠中易觉醒、早醒或入睡困难、日间疲乏。周期性肢体运动伴发的觉醒会增加心率和血压波动，增加心脑血管病患病风险。

睡眠中腿动一定是周期性肢体运动障碍吗？周期性肢体运动障碍的一个特征性表现是周期性，很多其他疾病如肌阵挛发作、肌阵挛癫痫，以及一些神经系统疾病，都会有肢体抽动的情况出现，但几乎不具备周期性这一特征，且周期性肢体运动障碍是在睡眠期发生，而其他疾病可能在日间也会出现相应症状。睡眠惊跳通常发生在由觉醒向睡眠期过渡的短暂阶段，就是经常会在将睡未睡时下肢抽一下，不会出现像周期性肢体运动那样的反复性和周期性。快速眼动睡眠行为障碍和睡眠相关呼吸障碍有时也出现睡眠中肢体运动，需要进行睡眠监测进一步明确诊断。

周期性肢体运动障碍怎么治疗呢？目前没有充足的证据来确定治疗单纯周期性肢体运动障碍的特定药物。在治疗不宁腿综合征伴有周期性肢体运动时，某些药物可以减轻或缓解症状，因此目前该疾病治疗原则与不宁腿综合征相同，可以参考不宁腿综合征的治疗。药物治疗方案如下：

①缺血铁时，进行补铁治疗；②多巴胺受体激动药（如普拉克索、罗匹尼罗、罗替戈汀）治疗；③钙通道配体（如加巴喷丁和普瑞巴林）治疗。另外可以进行认知行为治疗，重复经颅磁刺激和脊髓电刺激。

睡眠引起腿抽筋是怎么回事

腿抽筋是一种腿部的肌肉痉挛，主要表现为下肢突发不自主肌肉收缩和剧烈疼痛，通常为腓肠肌（小腿后部）和足部小肌肉。发作时肌肉强直、触痛，足及足趾远端跖屈，持续数秒至数分钟可自发缓解，但肌肉不适感或压痛可持续数小时，大多数夜间发作，可以出现在睡眠的各个阶段，少数可发生在白天。这种情况称作睡眠相关腿痉挛，又称"夜间腿痉挛"。这是常见的影响睡眠的疾病，所有50岁以上的成年人都曾经出现过

这种症状，其发生率和发作频率随年龄的增长而
增加。

原发性睡眠相关腿痉挛可能与年龄有关的肌
肉和肌腱缩短或下肢肌肉缺乏伸展练习有关。继
发性病因包括糖尿病、肌萎缩侧索硬化、外周血
管病、电解质紊乱、内分泌紊乱、剧烈运动、脱
水、神经肌肉病、肝硬化、血液透析等。一些药
物也可引起，如口服避孕药、静脉使用铁剂、利
尿药、他汀类药物。

治疗分为非药物治疗和药物治疗。①非药物
治疗：行走、按摩、肌肉伸展作为首要推荐方法。
急性发作时可伸展牵拉局部肌肉，膝盖伸直，用
力钩脚或采取站立位，可以减轻症状。平时可以
伸展一下小腿和足部的肌肉群。②药物治疗：奎
宁、硫酸镁、钙通道阻断药（维拉帕米、地尔硫
䓬）、维生素 E、复合维生素 B、加巴喷丁及局部
注射利多卡因、肉毒毒素等。

磨牙是怎么回事

晚上磨牙是肚子里有虫子吗？夜深人静的时候，有时候会听到孩子发出嘎吱嘎吱的声音，但孩子已经睡着了，小嘴巴还一动一动的，像在嚼东西，这就是人们常说的磨牙，14%～20%的儿童会出现这种情况，女孩多见。一说孩子磨牙，家长们的第一反应便是肠道里有寄生虫。寄生虫感染，可能会分泌一些毒素，引起胃肠功能紊乱，出现磨牙。现在生活环境好了，周围孩子很少有寄生虫感染，但为了以防万一，可以尝试给孩子吃打虫药，虫子没被打下来，磨牙也会依旧。

磨牙，又称夜磨牙症、睡眠磨牙症，表现为睡眠时磨牙并伴随颌骨肌肉节律性和（或）持续性的收缩。常导致晨起牙不适感，担心睡觉磨牙会造成不良后果，担心打扰他人休息。磨牙可引起牙齿磨损、颌面痛和下颌关节功能紊乱、牙周病加重、口干、咬舌或咬颊等。大部分儿童期发病，随年龄增长症状逐渐减轻。

磨牙的病因尚不明确，常见的原因包括精神紧张、焦虑、情绪不佳，牙齿咬合紊乱，牙齿疾病，睡眠呼吸暂停等。可能由于心理因素、过度的睡眠觉醒反应，或者伴有其他可导致磨牙的原发性疾病，如帕金森病、快速眼动睡眠行为障碍、老年痴呆及药物（苯丙胺、氟哌啶醇、钙通道阻滞药、抗心律失常药等）引起的磨牙。目前的治疗方法包括改善睡眠卫生、身心放松、口腔矫治器和药物治疗（如肌肉松弛药等）。

睡时突然一抖（睡眠惊跳）是长个吗

入睡过程中身体突然猛地一抖，然后突然醒来。这时候老人会说，这是长个子，抖得越多，长得越快，还会建议补钙。其实，这种情况需要与许多疾病鉴别，如睡眠惊跳、肌阵挛等。睡眠惊跳常发生在快要入睡时，突然出现坠落感，猛地一抖，有时累及躯干、上肢和头部，通常不对称，也可出现全身抽动，可导致觉醒。这种刚要睡着时突然出现全身抽动的现象，临床上称为"睡眠惊跳""入睡抽动"或"睡眠前肌阵挛"。60%～70%的人可出现这种情况，无任何年龄限制，无明显性别差异，多与剧烈运动、睡眠不好或情绪紧张有关。该病一般为良性过程，若发作频繁，需到医院进行评估，进行进一步的诊断和治疗。

睡前足震颤是怎么回事

睡前足趾有规律的轻微动的现象，临床上叫"睡前足震颤"，是指发生于觉醒与睡眠过渡期或浅睡期的足部节律性运动，肌电图表现为睡前连续出现4次以上的频率为0.3～4.0赫兹、250～1000毫秒的震颤，可能是一种正常生理现象，也可能是某些疾病的病理性症状。

多数睡前足震颤伴有其他睡眠障碍，如睡眠呼吸相关障碍、周期性肢体运动障碍、不宁腿综合征等，特别是不宁腿综合征和继发性快速眼动睡眠行为障碍患者的睡前足震颤的频率较高，但也见于正常睡眠者。

目前针对正常睡眠者的睡前足震颤没有推荐的治疗方案，但针对伴有其他睡眠障碍的睡前足震颤，建议先积极治疗其他睡眠障碍。

孩子睡觉中晃头是怎么回事

有的家长反映孩子在睡觉过程中出现身体摇摆、左右来回摇头、撞头的情况。偶尔几次，家长还不担心，但次数多了，家长会比较紧张。

这种情况应注意是否存在睡眠相关节律性运动障碍，该病婴幼儿最常见，特别是 9 个月的婴儿，发生率可高达 60%，4 岁后发作明显减少，个别发作持续到成年。常发生在入睡时或不同睡眠周期转换时，频率为 0.5～2 赫兹，是由于正常情况下大脑皮质下行抑制暂时减弱导致的。频繁的发作可以干扰睡眠，导致自身损伤；应注意与周期性肢体运动障碍和癫痫进行鉴别。治疗上可以在床栏铺软垫进行保护，以免磕伤，必要时在医生指导下给予小剂量氯硝西泮治疗。

Part 8　别让疾病影响了睡眠

神经系统疾病（包括脑卒中、痴呆、癫痫、帕金森病、头痛、多发性硬化等）易于合并各种睡眠障碍，如50%～70%的脑卒中患者可能出现阻塞性睡眠呼吸暂停低通气综合征。躯体疾病易于合并睡眠障碍；改善睡眠障碍同时可以改善躯体疾病的预后。

神经系统疾病

为什么人一觉醒来会发生脑梗死、脑出血

睡眠过程中，特别是人体进入深睡眠时，副交感神经兴奋，表现为血压和心率下降，可能导致脑血管狭窄患者出现脑梗死；多数延长的REM出现在觉醒前，而此睡眠期可能出现交感神经兴

奋，引起血压增高、心率加快，导致脑栓塞或脑出血的发生，因此这些患者在睡眠醒来后就发现得了脑卒中。

脑卒中有哪些常见的睡眠障碍

• 嗜睡和白天过度思睡：表现为入睡潜伏期缩短，日间过度思睡。

• 失眠：表现为入睡困难、睡眠维持困难、早醒和睡眠质量下降。

• 昼夜节律相关睡眠障碍：睡眠昼夜颠倒。

• 睡眠运动障碍：不宁腿综合征。

• 异态睡眠：快速眼动睡眠行为障碍等。

脑血栓后为什么会出现失眠

卒中后失眠的发病率为 44%～78%，可能是多种原因引起的，如环境、活动减少、应激等因素；还可能与脑损伤本身有关，如脑干背盖部、丘脑外侧等结构损伤，部分患者脑梗死后，其情绪会发生改变，出现卒中后抑郁。对于卒中后失眠，患者最好住在人少的病房或单间，晚上避免噪声或光线刺激；进行失眠认知行为治疗，必要时可短期使用非苯二氮䓬类药物（唑吡坦、右佐匹克隆），慎服苯二氮䓬类镇静催眠药。对于卒中后抑郁、疲劳，可尝试使用具有兴奋作用的抗抑郁药和金刚烷胺治疗。

脑梗死后为什么会出现思睡

部分患者脑梗死后，如果病变在丘脑、下丘脑、中脑背盖部等部位，会损伤上行唤醒纤维束，导致觉醒水平降低；目前临床上没有肯定、明确的治疗手段，一般在治疗脑梗死的基础上，必要时加用莫达非尼、哌甲酯等药物进行对症治疗，有时随着脑梗死得到控制，思睡也逐渐好转。

脑梗死后为何会出现打鼾

30%～70% 的脑梗死患者出现睡眠呼吸暂停，部分脑梗死患者的病变影响了支配咽肌和舌肌的运动区域和咽喉部感觉区域，导致舌后坠，以及咽喉和软腭肌肉功能的不协调，影响了气道的开放，同时脑梗死特别是脑干梗死可能累及大脑内的呼吸调节中枢，造成睡眠时呼吸调节的紊乱，就会出现打鼾、阻塞性和中枢性睡眠呼吸暂停。

脑梗死后出现打鼾怎么办

首先需要对患者进行睡眠呼吸暂停初筛和多导睡眠监测，评估患者的阻塞性睡眠呼吸暂停低通气综合征的严重情况。对于急性期脑梗死的患者，可以对轻中度呼吸暂停的患者进行体位指导，体位指导无效时，持续气道正压通气（CPAP）是治疗卒中相关阻塞性睡眠呼吸暂停（OSA）的一线方法。若 CPAP 无效，必要时可考虑有创辅助通气治疗。对于脑梗死恢复期患者，主要采取生活方式指导，包括减重、戒酒、尽量保持侧卧位睡眠，若 PSG 监测证实 OSA 持续存在，且呼吸暂停低通气指数（AHI）≥5 次 / 小时，需进行 CPAP

治疗和长期线上随访。

如何改善脑卒中患者的睡眠状况

• 认知行为治疗：通过改变患者的负性观念和不良睡眠态度，建立健康有效的睡眠观念和行为的方法。主要包括睡眠卫生、刺激控制、肌肉松弛疗法、睡眠限制疗法和生物反馈等。

• 药物治疗：在医生的指导下适当使用药物可以最快地改善患者的睡眠。

• 康复治疗：康复治疗对于改善脑卒中患者的睡眠障碍有非常明显的效果：①重复经颅磁刺激：使用连续重复的磁脉冲作用于大脑皮质产生刺激，从而改善多种临床症状；②光疗法：应用不同强度的光线治疗疾病的方法，主要通过抑制褪黑色素，以及调整昼夜节律改善睡眠；③运动疗法：适度体育锻炼对改善睡眠质量有一定积极作用，如太极，以及适当强度的有氧运动；④中医及针灸治疗。

长时间睡眠不足或睡眠质量欠佳会致记忆力改变吗

医学上，REM 是帮助记忆力巩固的重要时期。长时间的睡眠不足和睡眠质量欠佳，会导致 REM 相应不足，使得认知功能下降，长期睡眠时间不足和质量差的患者，脑组织 β 淀粉蛋白和 tau 蛋白聚集增加，损害海马、杏仁核、基底核等结构，引起认知功能下降。

阿尔茨海默病会引起哪些睡眠障碍

阿尔茨海默病引起的睡眠障碍包括：①失眠，表现为入睡困难和睡眠维持困难；②日间过度思睡；③昼夜节律相关睡眠障碍，主要表现为夜间睡眠时相延迟（入睡时间延迟，甚至到凌晨 2 点钟）和日落行为异常。日落行为表现为激越、好斗、异常运动（如踱步和游走）、思维和言语混乱等；④睡眠呼吸暂停低通气综合征（打鼾）。

睡眠障碍与神经系统变性病有关吗

神经变性病自身及治疗过程中可能出现某些

睡眠障碍，如失眠、日间过度思睡等；而睡眠障碍也可能是某种神经变性病的前兆症状，如快速眼动睡眠行为障碍，是帕金森病、多系统萎缩等神经变性病的早期表现，神经变性与睡眠障碍相互影响。

"睡个好觉"能预防老年痴呆吗

"睡个好觉"是指既保证睡眠时间也保证睡眠质量，睡眠过程中要有足够的深睡眠时间和快速眼动睡眠时间，同时不伴有其他的睡眠障碍，快速眼动睡眠可以恢复记忆和改善认知功能，对预防老年痴呆有一定的积极作用。

痴呆患者出现失眠应如何治疗

• 行为治疗：定时光照治疗＋运动疗法（步行、瑜伽式伸展及活动、老年体育锻炼）＋睡眠健康教育＋音乐治疗。

• 药物干预治疗：苯二氮䓬类受体激动药、褪黑素和褪黑素受体激动药、促眠作用的抗抑郁药。

癫痫患者常见的睡眠障碍有哪些

健康成年人中睡眠障碍的患病率为10%～18%，而成年癫痫患者睡眠障碍的患病率是其1.4～3.0倍。健康儿童与癫痫患儿睡眠障碍的患病率分别为25%～40%和75%，其中比较常见的睡眠障碍是失眠、阻塞性睡眠呼吸暂停低通气综合征、不宁腿综合征、周期性肢体运动障碍、快速眼动睡眠行为障碍（RBD）和昼夜节律紊乱等。

癫痫药物会影响睡眠吗

有些抗癫痫药物可能影响睡眠结构：苯妥英钠、苯巴比妥会减短睡眠潜伏时间，降低睡眠效率，减少REM，加重日间思睡；卡马西平缩短睡眠潜伏时间，降低睡眠效率；左乙拉西坦减少N_3期及REM，导致日间思睡；丙戊酸钠增加浅睡眠；托吡酯、拉莫三嗪对睡眠结构的影响较小。

癫痫患者睡眠障碍有哪些治疗方法

应控制癫痫发作兼顾改善睡眠质量，采用抗癫痫药物时，选择不影响睡眠障碍的药物，如失眠患者推荐短期间歇服用非苯二氮䓬类受体激动药（如右佐匹克隆、唑吡坦等），也可短期应用苯二氮䓬类药物。对于日间思睡患者，若考虑是抗癫痫药物的不良反应，则在白天减少药物的剂量，在睡眠期应用较高剂量的药物或更换为镇静作用较小的药物；若不是因抗癫痫药物引起，则建议查明病因后再治疗。对于合并睡眠呼吸暂停低通气综合征的癫痫患者，CPAP 最有效，慎用有增加体重风险的抗癫痫药物。对于 RBD 患者，首先要建立安全的睡眠环境，可选择氯硝西泮、褪黑素、多巴胺受体激动药（普拉克索）等药物治疗。

针对不宁腿综合征患者，首选多巴胺或多巴胺受体激动药，可与抗癫痫药物联合使用，加巴喷丁和普瑞巴林有效，必要时加用铁剂治疗。

睡眠相关的癫痫

睡眠相关的癫痫，包括 West 综合征、儿童良性癫痫伴中央颞区棘波、Landau-Kleffner 综合征、非典型儿童良性部分性癫痫、常染色体显性遗传性夜间发作性额叶癫痫、夜间颞叶癫痫，这些癫痫大多发生于浅睡或睡眠转换时。

癫痫与睡眠障碍的关系

睡眠障碍会诱发癫痫，睡眠不足、熬夜等会明显增加癫痫发作的概率，同时癫痫也会影响睡眠，改变睡眠结构。癫痫患者睡眠效率降低、总睡眠时间减少、浅睡期延长，深睡期和 REM 时间缩短。额叶癫痫易于在睡眠中发作，影响患者的睡眠质量，造成白天萎靡不振，记忆力下降，影响工作和学习。

如何管理癫痫患者睡眠

• 创造良好的睡眠环境：清洁、通风、安静、光线幽暗，湿度适宜，床周围不要有尖锐的物品，以免发作时造成伤害。经常睡眠中发作的患者睡眠时应该有家人照护。

• 定时服药：不要漏药。

• 建立正确的睡眠卫生习惯：白天适当活动，午睡≤30分钟，夜间按时上床，不熬夜，保证充足睡眠。

• 调整好情绪：睡前不过于兴奋，睡前半小时避免使用电子产品。

• 药物治疗：确实存在睡眠障碍时要及时就医，遵医嘱服用睡眠调节药物或呼吸机治疗。

帕金森病患者的睡眠障碍发病率高吗

帕金森病（PD）患者中存在睡眠障碍者高达60%～98%。睡眠障碍可以出现在帕金森病的任何阶段，并且随着病情进展逐渐加重，与 PD 的各种非运动症状相互影响，从而影响患者的生活质量和认知功能。

帕金森病患者为何晚上睡不好

• 帕金森病好发于＞65 岁的老年人，睡眠容易受到外界和自身疾病因素的干扰。

• 帕金森病引起多巴胺能神经元的丢失，导致脑内神经递质的失衡。

• 帕金森病患者夜尿增多、翻身困难、痛性痉挛、肌张力障碍等常导致频繁觉醒。

• 多巴胺能药物可以改善患者的运动症状，但也会影响睡眠质量。

• 帕金森病经常伴随焦虑、抑郁情绪，也会加重睡眠障碍。

帕金森病的睡眠障碍仅仅是睡不着吗

帕金森病患者的睡眠障碍表现多种多样，可以表现为入睡困难、早醒，也可以表现为睡眠颠倒等，最特异性表现为快速眼动睡眠行为障碍，也就是睡眠过程中出现的梦境演绎的行为，表现为喊叫、拳打脚踢，甚至坠床，可以早于帕金森病出现，帕金森病的晚期随着REM的消失，快速眼动睡眠行为障碍也不再出现。

睡觉时大喊大叫、拳打脚踢是得帕金森病了吗

不一定。正常人在 REM 时肌张力消失，因此无论做梦时飞天和跳海，人没有动，但有些人大喊大叫、拳打脚踢甚至会导致伤人或自伤的情况，这种情况叫作快速眼动睡眠行为障碍。快速眼动睡眠行为障碍不仅见于帕金森病，也见于其他突触核蛋白病，如多系统萎缩、路易体痴呆、发作性睡病、各种脑桥病变，以及服用抗抑郁药的患者。一些健康人也会偶尔出现睡眠时大喊大叫、拳打脚踢的异常行为，是否达到快速眼动睡眠行为障碍的标准，需要专业人员进行评估，而且从快速眼动睡眠行为障碍到帕金森病需要12～14年，所以，晚上睡觉时大喊大叫、拳打脚踢不一定是要得帕金森病了。

帕金森病患者睡觉拳打脚踢该如何治疗

• 保证安全的睡眠环境，如在墙面放一些软垫，将台灯、电器等易碎物品撤走，在桌角、床头柜上贴上软胶，这样减少了患者睡眠中受伤的概率。

• 药物治疗，褪黑素和氯硝西泮是较常用的药物，注意不良反应和禁忌证。

帕金森病患者如何科学应对失眠问题

• 调整心态，培养良好的睡眠习惯，保证安静的睡眠环境。

• 睡前少喝水，排空膀胱，床边放置轻便的便盆，以利于小便。

• 调整治疗帕金森病的药物用量及给药时间，对于一些可能引起失眠的药物，最好改成早晨服用。

• 对于翻身困难、痛性痉挛导致的失眠，睡前追加小剂量的多巴胺。

• 必要时可遵医嘱服用起效快、代谢快的镇静催眠药。

头痛与睡眠障碍有关系吗

头痛与睡眠有紧密的联系，头痛的患者易受睡眠的影响，同时头痛是睡眠障碍患者最常见的症状，睡眠障碍也可直接诱发头痛发作，各种头痛发作几乎均与睡眠障碍有关，两者同时治疗对改善头痛与睡眠都是非常重要的。

与睡眠障碍相关的头痛有哪些

• 偏头痛：30%～50% 的偏头痛患者存在睡眠障碍，71% 偏头痛患者存在入睡困难和睡眠维持困难，头痛多发生在清晨。

• 丛集性头痛：存在季节特性及精确定时，与睡眠时间相关，一般于入睡后 90 分钟发生。

• 睡眠性头痛：只在睡眠中出现的反复发作的头痛，多见于凌晨 1:00—3:00，也叫"闹钟性头痛"。

与头痛相关的睡眠障碍有哪些呢

• 阻塞性睡眠呼吸暂停综合征：30%～70% 的偏头痛患者存在睡眠呼吸暂停。在丛集性头痛尤其是慢性发作的患者，睡眠呼吸暂停患者发病率更高，可能与睡眠呼吸暂停导致的低氧血症和高碳酸血症有关，以晨起头痛为主要表现。

• 发作性睡病：偏头痛是反应发作性睡病严重程度的独立危险因素，发作性睡病与偏头痛的关系可能由下丘脑后部的 Orexin 能神经元介导，Orexin 能神经元参与镇痛和发作性睡病。临床上发作性睡病患者中右向左分流的卵圆孔未闭患者的比例也较高，可能与头痛有关。

如何拥有一个高质量的睡眠防止头痛的发生

• 保持一个舒畅豁达的心态，可以睡前看书，听轻缓舒适的音乐，养成一个良好的睡前习惯。

• 加强有氧运动，散步、慢跑、爬楼梯都是能够促进睡眠的不错选择，睡前切记饮食过饱或油腻刺激，平时少喝含有咖啡因的饮料。

多发性硬化患者会有睡眠障碍吗

多发性硬化（MS）是一种青壮年时期易发的中枢神经系统脱髓鞘疾病，在脑和（或）脊髓出现多发病灶时，病程中容易出现缓解与复发。可以表现为无力、麻木、复视、面部感觉障碍、头晕、言语不清、激动、认知功能障碍等。50%以上的MS患者主诉与睡眠有关的问题，最常见的睡眠障碍包括失眠、睡眠运动障碍、睡眠呼吸障碍、发作性睡病、快速眼动睡眠行为障碍。影响这类疾病患者睡眠质量的因素，包括疼痛、夜尿、病灶的位置及疾病严重程度等。40%的患者伴有失眠，表现为入睡或睡眠维持困难，MS人群失眠的原因包括疼痛、肌肉痉挛、周期性肢体运动、夜尿、药物影响和精神疾病（如抑郁症等）。MS失眠的严重程度与疾病病程、发作率和MS疾病严重程度相关。

心血管系统疾病

心血管疾病与睡眠障碍关系密切：①睡眠相关的心血管疾病，快速眼动睡眠和做梦时，交感神经兴奋，导致心脏负担加重，冠状动脉血流储备不足，易诱发心肌缺血、促发心律失常等。8%～10%的稳定性心绞痛发生在夜间睡眠时，变异性心绞痛经常在夜间发生。伴有睡眠梦境发生的恐惧等通常伴有心动过速、呼吸急促、出汗、血压骤升等自主神经功能紊乱的症状，导致致命性心律失常，甚至心脏事件的发生。②睡眠呼吸暂停相关心血管疾病，睡眠呼吸暂停导致肺部通气量减少，动脉血氧饱和度下降，易导致高血压、心肌缺血、心律失常等，甚至发生猝死。心力衰竭患者在睡眠过程中出现被迫坐起，称之为夜间阵发性呼吸困难等。③心血管疾病治疗药物对睡眠的影响，如降压药中的β受体拮抗药类药物可扰乱睡眠，使患者频繁觉醒，觉醒时间延长，甚至引起噩梦、多梦等。总之，通过对睡眠进行监测，充分了解心血管疾病患者的夜间自主神经活动状态，有助于心血管疾病的早期预防、早期诊断和治疗，降低猝死的发生。

为什么有的高血压是睡眠呼吸暂停所致

阻塞性睡眠呼吸暂停相关的高血压的特点：①反杓型血压：正常人及大多数高血压患者动态血压监测提示24小时血压昼夜节律周期变化呈"两峰一谷"的杓型变化，即夜间平均血压较白天平均血压下降10%～20%；而与阻塞性睡眠呼吸暂停相关高血压患者动态血压监测常显示血压昼夜节律周期变化表现为非杓型（24小时血压持续升高，夜间平均血压大于白天平均血压值10%的高血压类型），甚至呈反杓型（夜间平均血压不但不降，反而高于白天平均血压水平），其病死率为杓型血压的4.5倍；②隐匿性高血压：不易被早期发现，表现为白天血压正常，夜间血压升高；③晨起血压升高：阻塞性睡眠呼吸暂停相关高血压表现为晨起血压升高；④难治性高血压：单纯药物降压效果较差，虽经多种药物联合，多次调整降压方案，仍很难将血压达标，多表现为难治性高血压。血压的控制依赖于对阻塞性睡眠呼吸暂停进行有效治疗，通过积极有效地针对阻塞性睡眠呼吸暂停的治疗，在一定程度上可减少降压药物的使用量，少数患者甚至可能停服降压药物；⑤伴随呼吸暂停的血压周期性升高：结合动态血压和多导睡眠监测，可见夜间随呼吸暂停的反复发生，血压表现为反复发生的一过性升高，血压高峰值一般出现在呼吸暂停结束，恢复通气时。

阻塞性睡眠呼吸暂停相关高血压如何治疗

阻塞性睡眠呼吸暂停相关高血压的治疗应包括两个方面，一方面强调针对阻塞性睡眠呼吸暂停进行有效治疗，即经过治疗需使 AHI＜5 次 / 小时，睡眠低氧得到完全缓解，另一方面是针对高血压的降压药物治疗，两者缺一不可。其中，阻塞性睡眠呼吸暂停治疗包括CPAP、手术和口腔矫治器等，而健康生活方式干预（包括减肥、体位治疗、戒烟酒和睡前禁服镇静药等）可作为轻度睡眠呼吸暂停患者的治疗和中重度患者的辅助治疗。降压药物治疗对阻塞性睡眠呼吸暂停患者日间血压下降疗效肯定，而夜间降压效果有限，需同时给予CPAP等治疗。目前，CPAP是阻塞性睡眠呼吸暂停的首选治疗方案，尤其对于病情较严重的阻塞性睡眠呼吸暂停、难以控制的高血压及CPAP治疗依从性好的患者，降压效果更显著。CPAP治疗最佳疗效是在治疗后3个月至1年，随着治疗时间的推移患者需要的压力会有所降低，因此，CPAP 治疗的定期调整治疗压力和随访必不可少，疫情下可以进行远程随访。必要时需要双水平正压通气和手术治疗。

阻塞性睡眠呼吸暂停与哪些心血管疾病有关

阻塞性睡眠呼吸暂停与多种心血管疾病密切相关：①高血压。研究发现，有 40% 的阻塞性睡眠呼吸暂停患者在清醒状态下合并高血压，其中，AHI≥15 次 / 小时者新发生高血压的风险可增高 3 倍。难治性高血压患者中阻塞性睡眠呼吸暂停的发生率高达 83%，美国高血压学会（ASH）/国际高血压学会（ISH）已经明确将阻塞性睡眠呼吸暂停列为继发性高血压的主要病因之一。②缺血性心脏病。阻塞性睡眠呼吸暂停患者冠状动脉性心脏病的患病率为 20%～30%，是冠状动脉性心脏病的独立危险因素，尤其与睡眠相关性心肌缺血有关。合并阻塞性睡眠呼吸暂停的冠状动脉性心脏病患者 5 年病死率比对照组高 62%，无阻塞性睡眠呼吸暂停的患者猝死多发生于 6:00—11:00（传统的心血管易损时间窗），而合并阻塞性睡眠呼吸暂停患者猝死多发生于 22:00—次日 6:00。③充血性心力衰竭。阻塞性睡眠呼吸暂停在充血性心力衰竭患者中非常常见，而中枢性睡眠呼吸暂停在心力衰竭患者中也常能见到。阻塞性睡眠呼吸暂停合并充血性心力衰竭的发生率高达 11%。阻塞性睡眠呼吸暂停可使心功能恶化，而后者随后又会加重阻塞性睡眠呼吸暂停。④心律失常。正常睡眠中由于交感神经活性降低，发生心律失常的可能性亦降低。而阻塞性睡眠呼吸暂停患者自主神经功能异常，导致夜间心律失常较正常人明显增多，其中房性及室性期前收缩非常常见，但最常见的心律失常是重度窦性心动过缓、窦房传导阻滞及房室传导阻滞，窦性停搏及心动过缓可发生于 5%～50% 的睡眠呼吸障碍患者中。快速型心律失常如持续室上性心动过速、心房颤动、心房扑动、室性心律失常，特别是持续或非持续室性心动过速更多发生于已有结构性心脏病变的患者。

心力衰竭患者为何发生中枢性睡眠呼吸暂停

心力衰竭患者的中枢性睡眠呼吸暂停患病率很高，且常以陈－施呼吸出现，中枢性睡眠呼吸暂停可作为心力衰竭病情恶化的预警信号。陈－施呼吸最多见于慢性充血性心力衰竭患者，也可见于脑血管疾病和急性心力衰竭患者，其发生率可高达30%～40%，严重程度与心功能受损程度呈线性相关。男性、老龄、低碳酸血症、合并心房颤动、严重左心室功能受损的心力衰竭患者易发生中枢性睡眠呼吸暂停。

失眠与哪些心血管疾病有关

一项来自荷兰的调查显示，与睡眠质量高的人相比，睡眠差的人心血管疾病的发生风险增加63%，而冠状动脉性心脏病的发生风险则高79%。另一项研究显示，在急性冠状动脉综合征患者中，37%的患者伴有中度或重度失眠，几乎是普通人群的4倍；而在心力衰竭患者中，50%患者有失眠症状。

(1) 高血压与失眠：正常人体血压呈昼高夜低的杓型分布规律，失眠患者发生非杓型血压的概率为夜间睡眠良好者的2.95倍，夜间血压值下降幅度的减小使患者心血管病发生的风险增高，病死率增加1.67倍。

(2) 冠状动脉性心脏病与失眠：失眠可能会使冠状动脉性心脏病患者的血压、心率、血小板聚集和血液黏稠度增加，心室颤动阈值降低及动脉粥样硬化斑块稳定性降低，从而引起心血管事件的发生。

（3）心力衰竭与失眠：50% 的心力衰竭患者患有失眠，且心力衰竭与失眠相互影响，使病情进一步恶化。失眠导致交感神经张力增高、外周血管收缩、回心血量增加，使心力衰竭症状恶化；同时心力衰竭症状恶化，患者胸闷、气短、无法平躺，又加重了失眠的症状，如此恶性循环使机体抵抗力下降，易发生肺部感染，进一步加重心力衰竭症状。

精神疾病

目睹亲属车祸身亡后反复做噩梦要看医生吗

反复出现噩梦伴情绪问题时需要寻求专业医生的帮助。一个人经历或目睹了涉及死亡过程等的情境，同时伴有噩梦、睡眠紊乱、反复不自主的对创伤事件的痛苦回忆或闪回、焦虑情绪、易怒易发脾气、对一些情境过度警觉、不愿提及相关的事情、回避相关的情境或事件，甚至出现选择性失忆，持续时间≥1个月，需要关注是否患有创伤后应激障碍（PTSD）。

　　创伤后应激障碍是指个体在经历强烈的精神创伤性事件［包括自然灾害、公共突发事件、意外事故（如矿难、交通事故、火灾）、被强奸或被暴力侵袭、突然被剥夺自由或突失亲人等］后出现的一种应激障碍。普通人群创伤后应激障碍终身患病率高达4%，其中1/3以上的人终身不愈，1/2以上的人出现物质滥用、抑郁或焦虑，自杀率是普通人群的6倍。睡眠障碍也是创伤后应激障碍患者的主诉，其中梦魇、失眠、睡眠呼吸暂停、周期性肢体运动障碍等很常见，建议尽早就医进行诊治。

创伤后应激障碍如何治疗呢

　　创伤后应激障碍的治疗主要以心理治疗和药物治疗为主。其中心理治疗的目的是尽快恢复创伤前的功能，减轻创伤的影响。心理治疗的方法有认知行为治疗，眼动脱敏和再加工、催眠、精神分析等治疗。药物治疗的目的是缓解情绪，对于噩梦严重的人群也可以考虑服用减轻梦魇有的药物。非苯二氮䓬类受体激动药中的唑吡坦对失眠及梦魇有一定疗效。SSRI 类抗抑郁药物中，帕罗西汀可改善创伤后应激障碍的睡眠障碍，氟伏沙明对于睡眠维持困难及梦魇作用显著。曲唑酮、米氮平可减低患者梦魇的频率和强度，对创伤后应激障碍所致梦魇的治疗效果良好。喹硫平和奥氮平治疗创伤后应激障碍伴有的梦魇和失眠均有效。

反复出现夜间突然害怕伴有呼吸困难，是惊恐障碍吗

反复出现伴有害怕的呼吸困难可能是惊恐障碍，它的主要特点是突发不可预测的，反复出现的强烈的惊恐体验，一般历时 5～20 分钟，常伴呼吸困难，有濒死感。女性群体惊恐障碍的终身患病率为 4.8%，是男性的 2～3 倍。起病年龄呈双峰模式，第一个高峰出现在青少年晚期或成年早期，第二个高峰出现在 45—54 岁，大部分惊恐障碍的患者都有 ≥1 次的夜间惊恐发作，超过 1/3 的患者存在反复的夜间惊恐发作，通常发生在非快速眼动睡眠期。

治疗上以药物治疗和心理治疗为主。药物治疗上可短期使用苯二氮䓬类药物，使用 5- 羟色胺选择性重摄取抑制剂或 5- 羟色胺与去甲肾上腺素再摄取抑制剂。

心理治疗主要以认知行为治疗为主。一般来说，惊恐障碍的患者存在着生理上的易感因素，

可以概括为过度的自主神经活动，焦虑的患者特别是惊恐发作时出现的躯体症状可能来自于个人生活当中的负性体验。此外，还有一些躯体症状来源于自身患有的慢性疾病，或者患者本身对躯体选择性的注意和选择性感觉。同时，惊恐障碍患者自主神经活动唤起躯体的感受具有较高的察觉和不可控感受。了解这样容易发生惊恐的易感因素和过程，同时这种急性的惊恐还存在维持因素、内部感觉条件和一些对躯体感受错误的认知评价，可以通过察觉内部感觉，来修正和改变对躯体感受的错误评价。惊恐障碍患者应规律生活，适当运动锻炼，不要过度关注自己的症状，适当转移注意力，加强自我调节，修正自己的认知模式，使患者的自主神经唤起的恐惧逐渐减轻，以达到消除惊恐发作，改善患者的症状。

总感觉大难临头、睡眠差该怎么办呢

总感到有什么事情发生，感到要大难临头，提心吊胆，同时伴有心动过速、胸闷气短、头晕

头痛、皮肤潮红、出汗或苍白、口干、胃部不适、恶心、腹痛、腹胀、便秘、腹泻、尿频、肌肉紧张等，还伴有入睡困难，睡眠维持困难，睡眠不解乏，持续数周到数月，要考虑是否发生了广泛性焦虑障碍。这时候需要选用具有抗焦虑作用的药物，如 5- 羟色胺选择性重摄取抑制剂或 5- 羟色胺与去甲肾上腺素再摄取抑制剂、5- 羟色胺 1A 受体部分激动药（丁螺环酮、坦度螺酮）等。β 受体拮抗药可以缓解心悸。心理治疗上采取健康卫生教育和认知行为治疗。

失眠和精神疾病有关系吗

随着生活节奏的加快、竞争压力的加大，失眠的发生率上升，国人中需要积极干预的长期慢性失眠者高达 15%。近 10 年的研究显示，失眠是多种精神障碍和躯体疾病的危险因素，失眠和抑郁、焦虑障碍双向促进形成恶性循环。长期失眠会对人们的身体和心理造成较为严重的伤害，导致白天注意力不集中，记忆力下降，影响工作和生活，严重者可导致焦虑、抑郁等精神疾病。而在各种失眠患者中，由精神疾病引发失眠的患者所占比例高达 1/3～1/2，比如情感障碍、创伤后应激障碍、焦虑障碍等常伴有失眠。

哪些睡眠障碍容易被误诊为精神疾病

- 发作性睡病易被误诊为精神分裂症（幻觉）、抑郁障碍（日间思睡）、猝倒发作（游离转换障碍）。

- 复发性中枢性过度睡眠（Kleine-Levin症）易被误诊为双相情感障碍、抑郁障碍、季节性情感障碍（发作过程、情绪及行为异常）。

- 不宁腿综合征易被误诊为抗精神病药物引起的静坐不能、焦虑障碍（迫切想要活动腿部）。

- 昼夜节律相关睡眠障碍易被误诊为痴呆

（睡眠紊乱、昼夜颠倒）、精神发育迟滞
和抑郁障碍（入睡困难、早醒）。

- 睡惊症易被误诊为惊恐发作（突然觉醒
  并伴有自主神经系统兴奋性）。

- 快速眼动睡眠行为障碍易被误诊为创伤
  后应激障碍（恐怖梦境与梦境相关的肢
  体动作和情绪反应）。

- 频发性单纯睡瘫易被误诊为游离转换障
  碍或精神病性状态（意识清醒，睡醒后
  肌肉短暂不能进行随意运动）。

我只是睡不好觉，为什么被诊断为焦虑症

睡眠障碍中原发性失眠只占10%，而90%的
失眠患者为继发性失眠，这其中焦虑性失眠占比
最高。焦虑性失眠主要表现为入睡困难、夜间易
醒、多梦、睡前惊跳等。如果您有莫名恐惧、坐
立不安、心慌多汗、担心琐事、胆小、害怕声响

等表现，反复到综合医院检查又未见明显异常，那么您可能得了焦虑性失眠，建议到精神专科门诊和睡眠中心就诊。

焦虑"失眠"怎么办

焦虑性失眠表现为早上睁开眼就开始担心睡眠问题，越接近傍晚，焦虑越明显，紧张、恐惧，又控制不住担心夜间睡不着怎么办，入睡前自觉大脑兴奋，无法入睡，有时整夜想事，一夜未眠，服用助眠类药物有效，但容易形成心理和药物依赖。针对这样表现的人群，最有效的治疗方法是失眠认知行为治疗。失眠认知行为治疗（CBTI），是一种心理治疗的方法，该疗法试图通过改变失眠患者的负性观念和不良态度，如过度担心自己能否入睡和夸大失眠的后果，形成恶性循环、失眠问题加重，而代之以健康、有效的观念、情感和行为，对于慢性失眠者，短期疗效相当于药物，长期疗效优于药物。因此，当你处于焦虑"失眠"中，或者您一直在服用催眠类药物而无法停下时，建议到睡眠中心接受新的 CBTI 治疗，避免长期失眠及药物依赖和滥用。

睡眠障碍、精神障碍与躯体疾病有关系吗

中国中年人慢性失眠患病率男性为 9.3%～9.7%，女性为 12.8%～14.0%。临床中，失眠既可以是独立的主诉和诊断，也常与躯体症状、情感和认知改变等相伴，可能是其他精神障碍的前驱症状，是后续精神疾病、物质滥用问题的危险因素，也可能是躯体疾病的警示信号。

强迫症的失眠有什么特点

强迫症是一种以反复持久出现的强迫观念或强迫行为作为基本特征的神经性障碍。强迫症终身患病率为 0.8%～3.0%。强迫症患者有时也存在睡眠障碍的问题，这类患者往往因为工作和生活环境变化，责任加重了，工作过分紧张导致失眠，从而加重了焦虑、紧张，逐渐形成强迫症状群，睡眠明显减少；也可能因为遇到重大精神创伤，突然惊吓、遇到意外事故而造成明显的恐惧、紧张、焦虑，产生睡眠障碍，并相互影响；部分患者在生病前往往有一段失眠期，表现为入睡困难，睡眠时间减少和早醒。强迫症患者也有嗜睡和睡眠比较正常的。

抑郁患者失眠的特点是什么

抑郁患者主观失眠更严重，负性情绪明显，这可能与抑郁障碍导致的认知功能下降有关。最显著的特点是早醒、易醒、醒后再难以入睡，也表现为入睡困难和睡眠总量减少、未恢复性睡眠、多梦、噩梦，甚至感觉整夜未眠。慢性失眠有时是抑郁障碍的先兆，抑郁则是导致失眠最主要的原因。抑郁障碍患者出现自杀的高峰时段正是凌晨 0:00—1:00 和清晨 4:00—6:00，因此积极改善抑郁患者的睡眠质量，对于防止其自杀具有重大意义。

抑郁障碍的患者睡眠会增多吗

抑郁障碍患者最具特异性的睡眠表现为早醒，这被认为是抑郁障碍的生物学标志。嗜睡是抑郁障碍的一个不典型表现，主要以控制不住地想睡觉，睡眠需求量明显增多为主，多在白天出现，但睡眠质量差，醒后不解乏。患者因抑郁导致懒散，活动减少，会通过睡眠来回避漫长白天的痛苦感受。

服用精神科药物后总是睡不醒，是吃多了吗

大众口中的精神科药主要为抗精神病类药物，因其作用机制中的不良反应为镇静及神经阻滞作用，主要用于治疗幻觉及妄想症状，易导致白天嗜睡、困倦，但重度精神疾病患者需要大剂量才能改善精神病症状，应以治疗精神疾病症状为主，需要暂时接受过度镇静的不良反应，待患者精神症状改善后，可减少治疗剂量，其镇静作用也随之减轻。

为何睡眠不好会增加自杀风险

研究证实睡眠障碍均与自杀风险的升高相关，当患者已经存在可升高自杀风险的精神症状（如抑郁、焦虑）时，合并睡眠问题可进一步增加自杀风险。所有睡眠障碍患者均对睡眠质量、时间或时长不满意，并在觉醒时间存在功能受损，为此感到痛苦。夜间睡眠不好，可能通过多种机制增加自杀风险，如下丘脑-垂体-肾上腺轴（HPA）功能紊乱及5-羟色胺动态失衡可影响大脑额叶的功能，导致执行功能受损，从而影响决策能力；一旦自杀机会增加，社会支持下降，决策能力受损即可诱发患者出现自杀行为。

纤维肌痛／慢性疲劳综合征

什么是纤维肌痛／慢性疲劳综合征

纤维肌痛是以全身广泛性骨骼肌疼痛、僵硬并伴睡眠障碍、情绪障碍和躯体功能障碍的一种临床综合征。慢性疲劳综合征是一种原因不明的致残性疾病，表现为持续 6 个月以上的反复发生的体力及脑力的极易疲劳感和活动能力下降，伴有头痛、肌肉关节痛、注意力不集中、记忆力下降及睡眠障碍等症状。两者都常伴有睡眠障碍，其特点是常常在深睡眠时出现 α 波的侵入，或者常常自述睡眠质量差、感觉没睡，不解乏、疲劳、心情烦躁，记忆力下降等，其可能与神经内分泌、免疫功能异常及疼痛、疲劳、情绪障碍等相伴症状的严重程度密切相关。

纤维肌痛致睡眠障碍有哪些主要表现

纤维肌痛患者主要临床表现是慢性广泛疼痛、睡眠障碍和主观性功能障碍，临床最常见的睡眠障碍为失眠，表现为难以入睡、容易觉醒、多梦和早醒，有些患者可出现思睡、昼夜节律紊乱和不宁腿综合征等表现。无恢复感性睡眠是纤维肌痛患者最具特征性的睡眠障碍，表现为睡眠时间足够，患者仍感到睡醒后疲乏，没有精力和体力恢复感。长期睡眠障碍不仅使患者产生身体上的疲乏感，还会产生心理疲劳。

纤维肌痛睡眠障碍应做哪些检查来确诊

首先，应详细了解临床表现和与睡眠有关的病史；其次，准确的睡眠质量评估有助于指导、干预和改善睡眠，建议于正规医院就诊，行匹兹堡睡眠质量指数（PSQI）、睡眠质量相关量表等评估睡眠质量。目前多导睡眠监测是进行睡眠评价的金标准。此外，可用纤维肌痛影响问卷评估最近一周的整体情况，包括躯体功能、身体状况的自我感觉、没有上班的天数、工作状态、焦虑、抑郁、睡眠、疼痛和疲劳的严重程度。

匹兹堡睡眠质量指数（PSQI）

指导语：下面的问题是关于您最近 1 个月的睡眠状况，请选择或填写最符合您近 1 个月实际情况的答案。

1. 近 1 个月，晚上上床睡觉通常是 ＿＿＿ 点钟
2. 近 1 个月，从上床到入睡通常需要 ＿＿＿ 分钟
   （"≤15 分钟"计 0 分，"16～30 分钟"计 1 分，"31～60 分钟"计 2 分，"≥60 分钟"计 3 分）
3. 近 1 个月，通常早上 ＿＿＿ 点钟起床
4. 近 1 个月，每夜通常实际睡眠时间 ＿＿＿ 小时
   （">7 小时"计 0 分，"6～7 小时"计 1 分，"5～6 小时"计 2 分，"<5 小时"计 3 分）（不等于卧床时间）
5. 近 1 个月，因下列情况影响睡眠而烦恼：睡眠障碍
   a. 入睡困难（30 分钟内不能入睡）

   无　　　　<1 次 / 周　　　　1～2 次 / 周　　　　≥3 次 / 周

   b. 夜间易醒或早醒

   无　　　　<1 次 / 周　　　　1～2 次 / 周　　　　≥3 次 / 周

   c. 夜间去厕所

   无　　　　<1 次 / 周　　　　1～2 次 / 周　　　　≥3 次 / 周

   d. 呼吸不畅

   无　　　　<1 次 / 周　　　　1～2 次 / 周　　　　≥3 次 / 周

   e. 咳嗽或鼾声高

   无　　　　<1 次 / 周　　　　1～2 次 / 周　　　　≥3 次 / 周

   f. 感觉冷

   无　　　　<1 次 / 周　　　　1～2 次 / 周　　　　≥3 次 / 周

   g. 感觉热

   无　　　　<1 次 / 周　　　　1～2 次 / 周　　　　≥3 次 / 周

h. 做噩梦

无　　　<1 次 / 周　　　1～2 次 / 周　　　≥3 次 / 周

i. 疼痛不适

无　　　<1 次 / 周　　　1～2 次 / 周　　　≥3 次 / 周

j. 其他影响睡眠的事情, 如有请说明

无　　　<1 次 / 周　　　1～2 次 / 周　　　≥3 次 / 周

6. 近 1 个月, 总的来说, 您认为自己的睡眠质量(睡眠质量评估)

无　　　很好(1 分)　　　较差(2 分)　　　很差(3 分)

7. 近 1 个月, 您用药物催眠的情况　催眠药物

无　　　<1 次 / 周　　　1～2 次 / 周　　　≥3 次 / 周

8. 近 1 个月, 您常感到困倦吗　日间功能

无　　　<1 次 / 周　　　1～2 次 / 周　　　≥3 次 / 周

9. 近 1 个月, 您做事情的精力不足吗　日间功能

无　　　<1 次 / 周　　　1～2 次 / 周　　　≥3 次 / 周

10. 近 1 个月, 有无下列情况（问同寝室人）不计分

a. 高声打鼾

无　　　<1 次 / 周　　　1～2 次 / 周　　　≥3 次 / 周

b. 睡眠时较长时间呼吸暂停（憋气）

无　　　<1 次 / 周　　　1～2 次 / 周　　　≥3 次 / 周

c. 睡眠中腿动或痉挛

无　　　<1 次 / 周　　　1～2 次 / 周　　　≥3 次 / 周

d. 睡眠中出现不能辨方向或意识模糊情况

无　　　<1 次 / 周　　　1～2 次 / 周　　　≥3 次 / 周

e. 睡眠中其他影响睡眠的特殊情况

无　　　<1 次 / 周　　　1～2 次 / 周　　　≥3 次 / 周

纤维肌痛影响量表（FIQ）

FIQ 得分：评分范围包括 0（无影响）～100（影响很严重），
得分＞70 分表示影响比较严重。

1. 测评日期：

2. 测评时间：
   □首次　　□第 4 周　　□第 8 周　　□第 12 周

3. 您的姓名：

4. 购物

　总是（0）　　　　　　　　　　　　　　　　从不（3）

5. 洗衣服

　总是（0）　　　　　　　　　　　　　　　　从不（3）

6. 做饭

　总是（0）　　　　　　　　　　　　　　　　从不（3）

7. 刷碗

　总是（0）　　　　　　　　　　　　　　　　从不（3）

8. 用吸尘器清洁地毯

　总是（0）　　　　　　　　　　　　　　　　从不（3）

9. 铺床

总是（0）　　　　　　　　　　　　　　　　　　从不（3）

10. 步行数条街道

总是（0）　　　　　　　　　　　　　　　　　　从不（3）

11. 探望朋友和亲戚

总是（0）　　　　　　　　　　　　　　　　　　从不（3）

12. 打扫院子

总是（0）　　　　　　　　　　　　　　　　　　从不（3）

13. 驾车

总是（0）　　　　　　　　　　　　　　　　　　从不（3）

14. 爬楼梯

总是（0）　　　　　　　　　　　　　　　　　　从不（3）

15. 上周你有几天心情好？

　　□ 0　□ 1　□ 2　□ 3　□ 4　□ 5　□ 6　□ 7

16. 上周你有几天因为纤维肌痛没有工作（包括家务劳动）？

　　□ 0　□ 1　□ 2　□ 3　□ 4　□ 5　□ 6　□ 7

17. 根据上周工作中纤维肌痛发作程度，疼痛或其他纤维肌痛症状的发作程度如何？

总是（0）   给工作造成很大困难（10）

18. 疼痛严重程度

总是（0）   给工作造成很大困难（10）

19. 疲劳程度

总是（0）   给工作造成很大困难（10）

20. 清晨起床时的感觉

总是（0）   给工作造成很大困难（10）

21. 僵硬程度

总是（0）   给工作造成很大困难（10）

22. 紧张或焦虑

总是（0）   给工作造成很大困难（10）

23. 抑郁

总是（0）   给工作造成很大困难（10）

纤维肌痛睡眠障碍者应培养哪些好的习惯

首先应该建立对睡眠的正确认知，养成良好的睡眠卫生习惯，增加白天的体育锻炼，规律作息，改掉影响睡眠质量的不良习惯，如因为疲劳而长时间躺在床上看书、看电视，避免睡前服用影响睡眠的食物和药物等。此外，有氧锻炼、放松疗法、生物反馈、认知行为疗法、瑜伽等也可改善部分患者的睡眠。

纤维肌痛睡眠障碍可以用药物治疗吗

目前尚无专门针对该类疾病的药物，但普瑞巴林、度洛西汀和米那普仑在缓解纤维肌痛疼痛症状的同时，对睡眠障碍有一定疗效。普瑞巴林和米那普仑可增加深睡眠，改善睡眠的连续性和睡眠质量。普瑞巴林可通过减少睡眠潜伏时间和增加非快速眼动睡眠来改善睡眠质量，同时可缓解疼痛和疲劳等症状。度洛西汀可改善疼痛、情绪和疲劳感。由于情绪障碍常常会对睡眠产生不利影响，调节情绪的药物对纤维肌痛睡眠障碍有效。

新型冠状病毒肺炎（COVID-19）对失眠的影响

中国科学院陆林院士（精神病学与临床心理学家）的团队对线上 5 万人进行抽样研究，结果显示大众失眠的发生率为 29.2%，其中轻度失眠占 23.5%，重度失眠占 5.7%。失眠的易感人群包括感染患者及家属、一线工作者及家属、密切接触者、易感人群。60 岁以上老年人失眠的发生率为 35.9%。

COVID-19 疫情后我国失眠的患病率明显上升，抑郁、焦虑和应激是失眠的常见原因，也可导致心血管疾病、内分泌疾病及认知功能受损等。疫情期间常见失眠类型包括：①慢性失眠加重型；②短期失眠；③昼夜节律紊乱型；④失眠伴焦虑抑郁型。

COVID–19 疫情期间如何管理失眠

• 患者不要自行停药、减药和换药。

• 医生帮助患者分析病情变化的原因（停药、疫情导致的应激、生活节律的改变）。

• 通过评估，有些已经停药的患者需恢复用药、维持用药，甚至增加药物剂量，应用安全性更高的药物。

• α 干扰素、洛匹那韦、Paxlovid、阿兹夫定、磷酸氯喹可能增加抗抑郁药及镇静催眠药的血药浓度。

• 疫情期间可以在线购药或通过医院的线上门诊咨询解决。

COVID–19 疫情期间失眠的非药物治疗方法

在选择治疗失眠之前，要详细了解失眠的原因、表现形式、是否存在其他疾病、合并用药及药物获益与风险等。非药物治疗主要包括睡眠卫生教育、松弛疗法、刺激控制疗法、睡眠限制疗法、认知疗法和失眠认知行为治疗（CBTI），其中CBTI是认知疗法和行为治疗（睡眠限制、刺激控制）的组合，必要时可以进行线上CBTI治疗。

COVID-19期间焦虑抑郁及睡眠质量差该怎么办

- 适度关注疫情，远离应激源。

- 正确认识和接纳自己的情绪。

- 积极建立人际沟通。

- 维持健康稳定的生活方式，保障睡眠质量。

- 尽早寻求线上及线下睡眠专业医生的帮助。

COVID-19疫情期间阻塞性睡眠呼吸暂停（OSA）人群可进行哪些自我干预？首先，需要改变睡眠姿势，仰卧睡眠可对上呼吸道软组织产生重力效应，继而导致气道塌陷和气流阻塞。避免仰卧睡眠的体位治疗是一种能够减轻OSA症状的方法，可在家中借助枕头、躺椅或垫高床头。其次，应注意生活方式，OSA 与吸烟、锻炼、应激和饮食相关，疫情期间生活方式发生变化，如活动受限，外出减少及心理压力等。因此，需要创造新的生活和工作方式，如居家锻炼、读书等。此外，可接受远程诊治建议和在线提供自助治疗手段。

COVID-19 疫情对阻塞性睡眠呼吸暂停人群有哪些影响？阻塞性睡眠呼吸暂停（OSA）的特征是睡眠时反复发生上呼吸道塌陷和间歇性低氧，对心脑血管系统产生不良影响。COVID-19 流行期间城市封锁、个人隔离、社交受限及部分临床诊疗服务暂停等多方面影响 OSA 的诊治，阻塞性睡眠呼吸暂停人群感染 COVID-19 后预后不良，对 OSA 进行有效的治疗可改善 COVID-19 预后。

如何调节 COVID-19 疫情条件下昼夜节律紊乱？需尽早重建昼夜节律，同时进行必要的药物治疗。①进行睡眠健康教育，改善睡眠卫生；②应用时间疗法进行昼夜节律的调整；③重置生物钟，定时光照，定时服用褪黑素；④按需服用促眠药物和日间的促醒药物，促眠药主要解决夜班患者的日间睡眠和时差导致的失眠，促醒药主要增加日间的警觉性，需要权衡用药风险。

Part 9　高原、寒地难入眠

为什么高原地区易于发生睡眠障碍

高原具有特殊的自然环境，神经系统对高原低温及低氧最为敏感。低温可能对中枢和周围时钟基因表达产生影响，其可通过影响周围组织，尤其是棕色脂肪组织内时钟基因表达改变代谢水平以抵御寒冷。缺氧可产生缺氧诱导因子 –1，其在缺氧条件改变时钟基因表达过程中发挥关键作用。此外，缺氧会导致动脉血氧分压下降，脑血流量增加继而引起脑血管扩张，导致睡眠中枢功能紊乱。慢性缺氧可使大脑感觉和智力敏感度降低，记忆力和分析能力下降。高原低氧可导致睡眠结构改变，引起失眠、睡眠质量下降，导致中枢神经系统功能紊乱，使其对高原环境适应调节能力下降，甚至出现睡眠呼吸暂停低通气综合征。

常见的高原睡眠障碍有哪些

高原环境中机体神经系统、昼夜节律及呼吸调节功能等发生变化，对睡眠造成影响。高原睡眠障碍主要包括高原性失眠、高原睡眠呼吸暂停综合征、高原陈－施呼吸、高原昼夜节律紊乱、不同海拔交替性睡眠障碍、脱习服后思睡等疾病。

高原睡眠障碍有哪些治疗方法

高原睡眠障碍不是一组独立疾病，高原睡眠障碍的治疗基于常规睡眠障碍的治疗，却相对更加严密和复杂。高原缺氧条件下，睡眠障碍较为突出。对于高原睡眠障碍，首先应该进行健康宣教及睡眠卫生教育，指导建立良好生活习惯，营造良好睡眠环境。同时可以进行心理辅导，必要时可以建立富氧室，适当改善缺氧状况，上述不能改善睡眠障碍者，可给予药物治疗改善睡眠。

寒冷对睡眠有哪些影响

• 睡眠－觉醒周期发生改变：寒区缺少阳光照射，松果体分泌更多的褪黑素，光照直接影响分泌褪黑素的松果体的功能。身体吸收的阳光越少，它生成的褪黑素就越多，这会使人感到乏力和疲劳。

• 应激激素分泌量下降：人在寒冷时的应激激素水平最低。由于皮质醇会干扰睡眠周期，而冬季寒冷时皮质醇水平最低，使人容易困倦思睡。

• 干燥的空气造成入睡困难：寒区冬天室温干燥，湿度低会刺激喉咙，引发咳嗽，进而使人难以入睡或无法熟睡。

寒地常见的睡眠障碍有哪些

寒地常见的睡眠障碍主要有以下几种：①失眠，寒地人群的失眠，主要与咳嗽、哮喘、抑郁及应用降脂药物等有关；②思睡，寒地室内相对保暖，在房间思睡比较多，也存在发作性睡病患者；③睡眠呼吸暂停综合征，寒区人群冬季外出活动少，饮酒多，体型肥胖是导致睡眠呼吸暂停综合征的重要原因；④不宁腿综合征，寒区卒中多发，特别是脑干、小脑、丘脑、红核卒中患者，可能继发不宁腿综合征。不宁腿综合征发病与中枢神经系统纹状体黑质的多巴胺能神经元受损相关；⑤昼夜节律紊乱，受地理因素的影响，我国的东北寒区、西北寒区、青藏高原的寒区均有时差的问题，初入这里易出现昼夜节律紊乱；⑥呓语、打鼾、睡眠磨牙症、遗精、异态睡眠等。

人类如何实现低温下的睡眠

在低温环境中睡眠时体温下降初期白种人则出现寒战，睡眠时发抖，这样能维持较高的末梢温度，使之能入睡，身体靠骨骼肌的收缩来产生热量，抵抗寒冷；心搏和呼吸频率加快，血压上升，代谢增高，这些都可以帮助身体抵抗寒冷。土著的布什曼人主要是降低体温，其能在0℃的低温中赤身睡眠，足部的皮肤温度为12～15℃而不出现寒战。两者都是对寒冷适应的睡眠特征。

寒地睡眠障碍如何治疗

寒地睡眠障碍与非寒地人群的睡眠障碍没有本质区别，但受地理气候条件的影响，应注意因地制宜，制订预防寒地睡眠障碍的策略。首先应该改善寒地人群的睡眠环境，因为室内外过高的温度差，使人的血管收缩和舒张在不同温度中频繁转换，发生心脑血管疾病的概率增加，同时伴随冬季活动的减少，睡眠呼吸暂停综合征的概率也在增加。此外，寒地人群以肉食为主，脂肪蓄积多，建议通过改善饮食，合理搭配，维持足够健康的能量供应。上述不能改善睡眠障碍者，可给予药物治疗改善睡眠，使用药物时需注意体质的差异。

Part 10　中医养生，睡眠优先

睡眠养生中的日常注意事项

影响睡眠的因素有很多，故日常生活中我们需要注意一些生活方式的调整，来适应身体与自然界的变化，阴阳平衡，才能睡个好觉。那么我们需要注意哪些容易被忽略，但对睡眠又有影响的事项呢？

卧室的条件　就寝即灭灯，目不外眩，则神守其舍。《云笈七签》曰："夜寝燃灯，令人心神不安"；《真西山卫生歌》曰："默寝暗眠神晏如"，亦有灭灯不成寐者，锡制灯龛，半边开小窦以通光，背帐置之，便不照耀及目。光是一种电磁波，其中的蓝光对睡眠节律的影响非常大，强光刺激通常会导致兴奋增强、抑制减少，影响睡眠的生理节律。嘈杂的环境对入睡困难的人会造成极大困扰，所以尽量保证卧室足够黑暗和隔音，应用隔光窗帘、佩戴眼罩耳塞是简单有效的方法。另外卧室的温度控制在18～26℃时，人体会感觉舒适放松，睡眠效果最佳，过冷、过热、过潮等，都会使人神不守舍、魂魄不宁。

床的选择　必须要适应生理需要，适当调整床的大小、高低、位置及软硬度，尽量应用透气、软硬适中的床垫。成年人尽量选择舒适、宽阔、便于翻身的床具；老年人以软硬适中的床具为首选，因多有骨质疏松、骨性关节炎，所以钢丝床、软床尽量避免；对于有腰椎间盘突出的患者，最好选用硬板床，避免腰痛与睡眠互相影响的恶性循环。《老老恒言·床》中说："床低则卧起俱便"，建议床铺的高度略高于就寝者的膝盖即可，这样方便人上下床，对于老年人尤其有好处。但如果床铺太矮，使人坐卧时不安，唯恐坐空，另外离地面太近，通风不良，易感受潮湿。中医养生学家认为，床铺应宽大，如服虔在《通俗文》中提及"八尺曰床"，这样有利于肢体的伸缩活动，气血才能畅通。

枕的选择　《老老恒言》中提到"酌高下尺寸，令侧卧恰与肩平，即仰卧亦觉安舒"。枕头的高度因人而异，一般以躺卧时头部与躯干水平即可，高度在6～9cm时，人能获得高质量的睡眠脑波；另外，尽量适应颈椎的生理曲度，避免选择过高的枕头，如果颈部过于弯曲，往往会导致脑部缺血、打鼾和落枕；但如果选择过低的枕头，或者不用枕头，也是不合适的，头部位置过低，脑部血管处于充血状态，会造成醒后头晕或颜面部水肿。枕芯材质的选择就更有中医特色了，囊内之物可以根据自身的需要选择不同的中药和辅料。《老老恒言·枕》中说："囊枕之物，乃制枕之要。绿豆皮可清热，微嫌质重。茶叶可除烦，恐易成末。唯通草为佳妙，轻松和软，不蔽耳聪"。现代人通常选择荞麦皮、羽毛、稻谷壳、蚕沙等。荞麦皮：甘凉，入脾、胃、小肠经，清热散风，收敛汁液。绿豆：甘凉，入心、胃经，清热解毒，利水解暑。决明子、菊花：甘寒，入肝经，清热解毒，清肝明目。磁石：入心、肝、肾经，重镇安神，平肝潜阳。复方中药：防治高血压枕内选择夏枯草、石决明、菊花、金银花等。镇痛枕：白芷、川芎、威灵仙、红花、川草乌等。

褥的选择 《老老恒言》中提到"稳卧必得厚褥。老人骨瘦体弱，尤须褥厚，必宜多备，渐冷渐加，每年以其一另易新褥，紧着身铺之。倍觉松软，挨次递易，则每年皆新絮褥着身矣。"褥子要根据不同季节、不同人体特质不断变化，不可一成不变，尤其是老人，最好褥子要厚实一些，而且要经常日晒，不要怕麻烦："阳光益人，且能发松诸物。褥久卧则实，隔两三宿，即就向阳处晒之，毋厌其频，被亦然。不特棉絮加松，终宵觉有余暖，受益确有明验"。

睡姿的要求 孔子《论语》曰："寝不尸"，谓不仰卧也。相传《希夷安睡决》记载："左侧卧，则屈左足，屈左臂，以手上承头伸右足，以右手置右股间，右侧卧，反是"。半山翁诗云："华山处士如容见，不觅仙方觅睡方。"依此而卧，似较稳适，然亦不得太泥，但勿仰卧可也。唐代孙思邈在《备急千金要方·道林养性》提到"饱食仰卧，成气痞，作头风"。仰面睡姿，往往会导致舌后坠，如果体型偏胖可能会引起睡眠呼吸暂停，也就是鼾眠证；部分仰卧者，还会把手放在胸前，时常会引起噩梦。所以不建议仰卧。什么样的睡姿比较合适呢？孙思邈在《备急千金要方·道林养性》中提到"屈膝侧卧，盖人气力，胜正偃卧"。曹庭栋在《老老恒言·安寝》中指出"如食后必欲卧，宜右侧以舒脾气"。右侧卧位，身体的舒展，四肢可以放在舒适的位置，全身肌肉都能较好地放松。心脏位于身体的左侧，这种睡姿可以减少对心脏的压迫。《医学衷中参西录》中提到"脾之体居左，而其气化之用实先行于右，故脾脉见于右关"，这句话的意思是指脾虽然在左边，但其气化功能和活动在右边。所以右侧卧位可以舒脾气，促消化。

季节的变换对睡眠的养生有影响吗

中医学强调天人合一，睡眠同样也要顺应四季的更迭变化而进行调整，以适应自然界的阴阳消长变化。

《素问·四气调神大论》中说："春三月，此为发陈，天地俱生，万物以荣，夜卧早起，广步于庭"，就是说在春季，万物生发的季节，天气阴阳变化为阴气逐渐减弱，阳气逐渐生发，顺应其变化，人应该早睡早起，缓慢散步于庭院，再进行一天的活动。

"夏三月，此为蕃秀。天地之交，万物华实。夜卧早起，无厌于日""此月宜晚卧早起，感受天地之精气，令人寿长"。夏季为万物风华正茂之际，适于晚睡早起，能使一天精神焕发。

"秋七月，审天地之气，以急正气，早起早卧民鸡俱起，缓逸其形，收敛神气"。秋季是收获的季节，天气逐渐转凉，阴气渐盛，阳气渐衰，因此收敛神气比较重要，适于早睡早起，与鸡俱齐。

"孟冬之月，天地闭藏，水冻地坼，早卧晚起，必候天时，使至温畅"。冬季是一年中最寒冷的季节，阳气衰而阴气盛，因此人也应该闭藏精气，睡眠应早睡晚起，待太阳升起后进行日常活动。

"子午睡眠"养生，怎么睡

古人的计时方法与现代不同，子时是 23:00—次日 1:00，此时对应的脏腑是胆，13:00 对应的脏腑是肝。中医学认为子时应进入深睡眠，可以养护肝胆，调节气血阴阳，所以中国人最佳入睡时间为 21:00—22:00。

睡眠不仅在夜间，白天进行适当小睡，可以缓解疲劳和提高工作效率。《老老恒言·昼卧》中说："午后坐久微倦，不可便塌即眠，必就卧室安枕移时，或醒或寐，任其自然，欲起即起，不须留恋"。所以中医睡眠养生认为，午时补眠可以调摄精神，但也要顺其自然，不能入睡也不必强求；

另外不可随便在椅子、沙发上睡眠，醒来即起，不能留恋，否则午后倦怠，甚至影响夜间睡眠。现代医学认为，白天适当小睡，可以缓解疲劳，但最好不要超过20分钟，一旦进入深睡眠，会影响醒来后的精神状态和夜间睡眠，这与中医的"子午睡眠"养生理论不谋而合。

中医针对睡眠的注意事项

为了保证良好的睡眠，中医学认为应注意以下三方面。首先，睡前要"先睡心，后睡眼"，保持思想平静，情绪平和，让身心安适，切不可七情过极，导致神不守舍，难以入睡。另外，《延寿药言》中说："睡前宜用热水热脚，将一切节虑抛尽，则心地光明亮，神志安宁，入睡必易"，因此睡前舒适的心境是最重要的。其次，睡前不可饱餐。《彭祖摄生养性论》中说："饱食偃卧，则伤气"。睡前饱餐则饮食停滞，饮水过多则夜尿频繁。一般认为晚间进食应在睡前4小时。最后，睡前不可饮茶、咖啡、吸烟及饮酒。这些物质可引起阳气过盛，阳不入阴，不能入睡；睡前不可畅言，尤其是谈论易激动或悲伤之事。中医学认为，肺主声音，凡人卧下，肺即收敛，畅言过多则耗伤肺气，扰动心神，影响睡眠。

中医对睡眠的调节

中医调节睡眠总结了很多传统而又有效的方法，结合现代医学的研究，目前有中药内服，选用具有芳香、清凉、明目作用的中药制作成药枕，可以改善头部血液循环，促进睡眠，如磁疗枕，针刺、艾灸，穴位贴敷、耳穴按压，推拿、按摩，刮痧，热疗，穴位注射，中药浴足等。当然需要先进行中医辨证，再选用最适宜的方法。其中最常用的方法是内服中药，制作中药药枕、磁疗枕等，也是居家常用的改善睡眠的方法之一，可以选择菊花、石决明、夏枯草、桑叶、青蒿等中药做成枕芯，定期更换，也可以根据辨证及季节变化来调节内里的中药组成。针刺、艾灸、推拿、按摩等也是经常运用的方法。

促进睡眠的中药

凡是具有镇静、安神、宁志、安魂的中药，都可以用来促进睡眠。其中常用的有人参、酸枣仁、丹参、朱砂、琥珀、茯神、夜交藤、合欢花、百合、栀子、灵芝、竹叶、麦冬等。经过现代药理研究，发现部分中药具有促进入睡、减少睡眠潜伏时间的作用，部分具有延长睡眠时间的作用，临床中有很多促眠中成药，也是由这部分中药组合配伍而成，如朱砂安神丸、琥珀安神丸、枣仁安神胶囊等。

人参是吉林的道地药材，经研究发现人参皂苷 B 对小鼠具有明显镇静作用，对其中枢神经系统有抑制、镇痛功能；人参水浸膏对许多兴奋药物有拮抗作用；人参对正常睡眠没有影响，并不会伤害脑功能的平衡，反而能改善老年人思考能力，使注意力集中，改善白天工作能力、记忆力、负荷力等。

酸枣仁内含有丰富的维生素 C 及脂肪油，能够收敛阴液，治疗虚劳虚烦、烦渴、虚汗等症状效果明显；黄酮是酸枣仁镇静催眠的有效成分之一，但生用酸枣仁可使小鼠睡眠逐渐变浅，维持时间缩短，提示炮制方法对灵活应用中药具有非常重要的影响，另外，中药长期应用，也会引起耐受。建议定期到中医睡眠中心就诊，定期辨证更方。

按摩与气功改善睡眠

按摩推拿，是在人体经络俞穴及一定部位上施以特定的手法或肢体活动来预防疾病和保健强身的方法，对于促进因疲劳而产生的入睡困难具有较好效果，常用的穴位有印堂、神庭、睛明、太阳、风池、风府、中脘、气海、关元、天枢、夹脊穴、内关、大陵、神门、足三里、三阴交等。

气功又称导引，是以肢体运动、呼吸运动、自我按摩等相结合的方法来促进体质、减轻症状。分为静功和动功，采用的姿势有卧式、坐式、站式，对于促进睡眠的功法，多选择卧式或者坐式，如放松功、静坐功、提肾功、内养功等。另外，经常做太极拳、八段锦，对于助眠、防止失眠、多梦等有一定功效。

食疗方可以促进睡眠

在日常生活中，经常会发现进食一些饮食后会有思睡的倾向，古人也正是利用这些饮食，发明了食疗促进睡眠的方法。

绞股蓝茶：绞股蓝茎叶 2g，白糖适量，开水冲泡后当茶饮，每日数次，可用来缓解顽固性失眠。

糖水百合汤：生百合 100 克，水 500 毫升，文火煎熬，煮烂后加糖，分两次服用，可治疗大病后仍有身热，体虚尚未恢复导致的虚劳失眠。

磁石粥：将磁石打碎，取 30～50 克放入砂锅，加水 300 毫升，文火煎煮 1 小时，去渣后加入粳米 100 克，继续加水煮粥，每晚睡前温服，适用于肾虚肝火旺的失眠。

莲子茶：莲子心 2 克，生甘草 3 克，开水冲泡代茶饮，每日数次，莲子心苦寒，能清心泻火，安神降压，甘草解毒，同时清心甘甜，可用于失眠伴有高血压的患者。

甘麦大枣汤：小麦 60 克，大枣 14 枚，甘草 10 克，先将小麦、大枣洗净浸泡，加入甘草共同煎煮，代煮熟后去掉甘草、小麦，吃枣喝汤，每日 1 次，适用于虚劳虚烦的失眠患者。这也是中医传统方剂，用于缓解情绪压抑、善悲易哭的郁证患者症状。

还有促眠酒、养神酒、莲子糯米粥、酸枣仁粥等，但不同的人需要选择不同的食疗方法，切不可人云亦云，随便应用。

Part 11 睡眠障碍困扰深需要做什么检查

多导睡眠监测（PSG），是当今睡眠医学中一项重要的检查技术，在世界睡眠医学界被认为诊断各种睡眠障碍相关疾病的"金标准"。也就是说，大家遇到的各种睡眠问题大部分需要通过多导睡眠监测来诊断，以便得到及时而且有效的治疗。

什么样的病需要进行睡眠监测

以下睡眠障碍需要进行多导睡眠监测：①失眠；②睡眠呼吸障碍；③中枢性过度睡眠；④昼夜节律相关睡眠障碍；⑤异态睡眠；⑥睡眠运动障碍；⑦睡眠相关癫痫；⑧其他睡眠障碍等。

睡眠监测需要注意什么

• 多导睡眠监测的时间为晚上 8:00—10:00 到次晨 6:00—8:00 结束，患者需要自行携带舒适的睡衣睡裤，监测当天中午不要午睡。

• 检测当天不要饮用酒、茶、咖啡、可乐和能量饮料。

• 睡眠监测时，有些人可能会感到紧张影响睡眠质量，可以带睡眠耳塞、读物、眼罩、耳机（听轻柔的音乐）、拖鞋、睡衣、玩偶、自己常用的枕头等营造一个熟悉的环境。

• 监测前请沐浴，沐浴后勿使用美发、护肤用品，防止电阻过高，电极接触不良，男性患者当天剃须。

• 做检查时最好不要使用手机，手机的蓝光会让大脑兴奋，干扰睡眠。

• 长期服用药物的患者是否停药请咨询临床医师。

睡眠监测有哪些优缺点

• 优点：①无创伤，无任何不良反应，不必担心会有损于被检查者的健康；②通过脑电、呼吸、心电、胸腹部运动和肌电等分析患者睡眠时的睡眠状况和行为异常，了解其因果关系；③监测指标全面。

• 缺点：①检查费用昂贵，成本较高；②多导仪检查成功的前提是患者能够进入睡眠状态，由于患者需到睡眠中心就寝，安装的电极多，易干扰患者的睡眠，特别是对轻症患者，有时会因睡眠不好而导致检查失败；③人工分析耗时费力。

哪些情况打鼾患者可以居家监测

• 高度怀疑为中重度睡眠呼吸暂停，或者行动不便、安全问题、严重疾病而无法进行实验室睡眠监测的患者。

• 对于难治性高血压、肺动脉高压、复发性心房颤动患者推荐进行睡眠呼吸暂停筛查。

• 对于心力衰竭、快慢综合征、病态窦房结综合征、室性心动过速、既往发生心源性猝死和卒中、2型糖尿病及胰岛素抵抗的患者，可选择适宜的家庭睡眠监测设备，并进行结果判读，必要时复查标准多导睡眠监测。

• 曾经通过睡眠监测确诊睡眠呼吸暂停而未治疗的患者打鼾、呼吸暂停或白天过度睡眠症状加重，可行居家睡眠筛查复查。

• 术前评估睡眠呼吸暂停，打鼾术前评估随访，以及口腔矫治器、上呼吸道手术或减重治疗后 OSA 患者的评估。

哪些患者需要进行睡眠呼吸暂停筛查

睡眠过程中出现打鼾且鼾声不规律的人，呼吸及昼夜节律紊乱的人，反复出现呼吸暂停及觉醒的人，或者自觉憋气，夜尿增多者，以及睡眠中出现异常行为者；晨起头痛，白天思睡，记忆力下降者；难治性高血压、冠状动脉性心脏病、肺源性心脏病、卒中等心脑血管病变等身心疾病患者，以上类型患者均需要尽早做多导睡眠监测，以改善睡眠障碍。

小睡试验前的注意事项

小睡试验，规范名称为多次睡眠潜伏期试验，是客观测定入睡倾向和出现睡眠起始快速眼动期可能性的检查，简单理解就是测试一个人多长时间内入睡和是否出现 REM 起始的睡眠。主要是用来诊断发作性睡病、特发性中枢性过度睡眠等，在检查前的一些注意事项如下：①进行小睡试验之前必须先进行多导睡眠监测；②由 5 次相互间隔 2 小时的小睡组成（第一次是吃完早饭 1 小时以后）；③检查前 2 小时避免使用兴奋剂或兴奋性药物；④检查前一天避免食用含有咖啡因或油腻食物；⑤避免剧烈运动，每次小睡前 15 分钟停止所有刺激性活动（吸烟和喝咖啡等）。

觉醒维持试验前的注意事项

觉醒维持试验是检测患者抗拒睡眠的能力，评价清醒维持系统的功能。检查前一天要避免食用含有咖啡因的食物及油腻食物；避免剧烈运动，每次小睡前 15 分钟停止所有刺激性活动（如吸烟和咖啡等）。检查方法与多次睡眠潜伏时间试验类似，但不一定在前夜睡眠监测后进行，通常在醒后的 2～3 小时进行第一次检查，检查室内仅在头顶有微弱的光，患者坐于床上，40 分钟未入睡，结束一次检查，共检查 4 次。

图书在版编目（CIP）数据

深度好睡眠：睡眠障碍门诊 / 王赞，宿长军主编 . — 北京：中国科学技术出版社 , 2023.3

ISBN 978-7-5236-0065-8

Ⅰ . ①深… Ⅱ . ①王… ②宿… Ⅲ . ①睡眠障碍—诊疗 Ⅳ . ① R749.7

中国国家版本馆 CIP 数据核字 (2023) 第 037483 号

策划编辑	靳　婷　焦健姿	
责任编辑	靳　婷	
文字编辑	汪　琼	
装帧设计	佳木水轩	
责任印制	徐　飞	

出　　版	中国科学技术出版社
发　　行	中国科学技术出版社有限公司发行部
地　　址	北京市海淀区中关村南大街 16 号
邮　　编	100081
发行电话	010-62173865
传　　真	010-62179148
网　　址	http://www.cspbooks.com.cn

开　　本	880mm×1230mm　1/32
字　　数	87 千字
印　　张	7.25
版　　次	2023 年 3 月第 1 版
印　　次	2023 年 3 月第 1 次印刷
印　　刷	北京荣泰印刷有限公司
书　　号	ISBN 978-7-5236-0065-8/R·3015
定　　价	49.80 元